ÉTUDE PRATIQUE

SUR

L'HYDROTHÉRAPIE

---◆◇◆---

QUATRIÈME COMPTE-RENDU

DE LA CLINIQUE

DE L'ÉTABLISSEMENT HYDROTHÉRAPIQUE DE LONGCHAMPS A BORDEAUX

ANNÉE 1862

PAR

LE Dr PAUL DELMAS

Membre de la Société de Médecine de Bordeaux, de la Société médico-chirurgicale,
de la Société médicale d'Émulation, de la Société des Sciences physiques et naturelles de la même ville;
Membre correspondant de la Société d'Hydrologie et de la Société de Médecine de Paris,
de la Société académique de la Loire-Inférieure, de la Société de Médecine
de Rouen, Poitiers, Toulouse, etc.;
Directeur de l'Établissement hydrothérapique de Longchamps.

---◆---

PARIS

CHEZ GERMER BAILLIÈRE, LIBRAIRE ÉDITEUR

17, rue de l'École de Médecine, 17.

—

1867

ÉTUDE PRATIQUE

SUR

L'HYDROTHÉRAPIE

BORDEAUX. — IMP. G. GOUNOUILHOU,
RUE GUIRAUDE, 11.

ÉTUDE PRATIQUE

SUR

L'HYDROTHÉRAPIE

QUATRIÈME COMPTE-RENDU

DE LA CLINIQUE

DE L'ÉTABLISSEMENT HYDROTHÉRAPIQUE DE LONGCHAMPS A BORDEAUX

ANNÉE 1862

PAR

LE Dr PAUL DELMAS

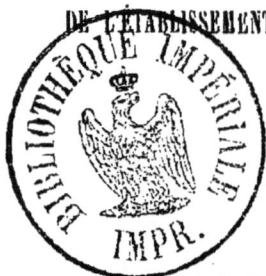

Membre de la Société de Médecine de Bordeaux, de la Société médico-chirurgicale,
de la Société médicale d'Émulation, de la Société des Sciences physiques et naturelles de la même ville:
Membre correspondant de la Société d'Hydrologie et de la Société de Médecine de Paris,
de la Société académique de la Loire-Inférieure, de la Société de Médecine
de Rouen, Poitiers, Toulouse, etc.;
Directeur de l'Établissement hydrothérapique de Longchamps.

PARIS

CHEZ GERMER BAILLIÈRE, LIBRAIRE ÉDITEUR

17, rue de l'École de Médecine, 17.

1867

ÉTUDE PRATIQUE

SUR

L'HYDROTHÉRAPIE

QUATRIÈME COMPTE-RENDU

DE LA CLINIQUE

DE L'ÉTABLISSEMENT HYDROTHÉRAPIQUE DE LONGCHAMPS

à Bordeaux ([1]). — Année 1862

> « Toutes les fois qu'on voudra établir une sta-
> » tistique sérieuse, dégagée surtout de toute idée
> » préconçue, de toute idée de faire prévaloir un
> » système, il faudra entrer dans des détails variant
> » à l'infini, sous peine de se jeter dans des erreurs
> » sans nombre, toujours fâcheuses et quelquefois
> » fatales. La statistique fournit, en effet, des armes
> » pour toutes les causes; mais pour tout homme de
> » bonne foi, pour ceux qni ne cherchent qu'à s'é-
> » clairer et à s'instruire, elle ne doit présenter que
> » des indications premières; c'est uniquement un
> » point de départ, un élément de recherches et
> » d'observations utiles. »
>
> *(Discussion sur l'hygiène des Hôpitaux à l'Aca-
> démie de Médecine. — Discours de M. Trebuchet,
> mars 1862.)*

AVANT-PROPOS

Les trois premiers comptes-rendus de la clinique de *Longchamps* n'ont compris chacun qu'un semestre; dans celui-ci
se trouvent résumés tous les faits appartenant à l'année 1862.

Le premier et le troisième de ces Mémoires contenaient
l'histoire détaillée et particulière de tous les malades admis

([1]) En vente les trois premiers comptes-rendus, chez Germer-Baillière,
libraire-éditeur, rue de l'École-de-Médecine, 17, Paris.

dans le semestre. Aussi disions-nous dans le dernier, à la fin du résumé général : « Nous avons présenté des observations à l'appui, auxquelles nous renvoyons.

» Elles sont d'autant plus concluantes, que la plupart d'entre elles sont tirées de la pratique de nos confrères, et nous n'avons cru mieux faire, pour répondre à leur concours honorable, que de leur exposer, avec toute la conviction dont nous sommes pénétré, les résultats de cette clinique.

» Ils connaissent les malades dont il est question. Qu'ils examinent et qu'ils jugent.

» S'il s'est glissé dans le nombre, à notre insu, quelques erreurs de statistique, du moins nous nous sommes efforcé de les faire plutôt au désavantage qu'à l'avantage de la méthode à laquelle nous avons consacré nos efforts. » (¹)

Le travail actuel est consacré à l'examen des résultats généraux obtenus en 1862, suivis d'une récapitulation générale de tous ceux fournis par les cinq premiers semestres de cette clinique.

Que nos bonnes intentions nous servent d'excuse, si, pour les uns, cette nouvelle étude pratique sur l'hydrothérapie contient trop de chiffres, et qu'aux yeux des autres elle soit trop sobre de faits cliniques.

(¹) Troisième compte-rendu de la clinique hydrothérapique de *Longchamps*. — Bordeaux, p. 138, in-8° de 150 pages, chez Germer-Baillière, à Paris, 1863.

CHAPITRE Ier.

CLASSEMENT DES MALADES.

Les faits observés pendant l'année 1862 s'élèvent au nombre de 187, dont 67 pour le sexe féminin.

Ils ont été classés comme les années précédentes :

1° Affections appartenant à l'ÉLÉMENT NERVEUX, comprenant : A, maladies de l'encéphale et de la moelle; B, névroses; C, névralgies ; E, névropathies;

2° Affections localisées AUX VISCÈRES : A, maladies des organes respiratoires; B, des voies digestives; C, des voies génito-urinaires chez l'homme et chez la femme;

3° Fièvres intermittentes ;

4° Maladies des systèmes musculaire et articulaire;

5° Maladies de la peau;

6° Affections des systèmes circulatoire et lymphatique.

Deux observations importantes appartenant à cette année ont nécessité la création d'une nouvelle classe sous ce titre :

7° Des accidents consécutifs à l'absorption de substances toxiques.

CHAPITRE II.

1re Série.

MALADIES DU SYSTÈME NERVEUX. — *(102 observations.)*

Les malades de cette série sont au nombre de 102.

Guérisons, 36 ; fortes améliorations, 30; améliorations, 15; insuccès, 9; malades n'ayant pas continué les douches, 12.

Jusqu'à présent il n'y a pas eu, dans les comptes-rendus imprimés précédents, de subdivisions dans la catégorie des malades *améliorés*. Il est nécessaire, pour se rapprocher encore de la vérité, de les subdiviser en deux classes : la première, celle des fortement améliorés, comprend ceux qui, pour un certain nombre, arrivent tout naturellement à la guérison quelques semaines après la cessation du traitement hydrothérapique, comme cela se passe après un traitement hydro-minéral ; la seconde comprend surtout ceux auxquels l'hydrothérapie ne convient qu'à titre de médication *adjuvante* aux autres thérapeutiques. Ces dernières, pour le plus grand nombre, forment la catégorie des malades rarement curables.

Les 102 malades de cette série comprennent 61 hommes et 41 femmes. L'âge de ces malades a varié de 2 à 74 ans ; en moyenne, il s'est élevé à 37,34 centièmes.

En déduisant les 12 malades qui n'ont pas continué le traitement, on trouve les proportions suivantes : guérison, 40 0/0 ; fortes améliorations, 33,33 0/0 ; améliorations, 16,67 0/0 ; insuccès, 10 0/0.

La durée moyenne du traitement hydrothérapique s'est élevée à 7 semaines 50 centièmes ; l'écart du traitement a été de 4 jours à 52 semaines.

Les cinq semestres réunis, du 1er juillet 1860 au 31 décembre 1862, donnent :

249 malades, dont 96 femmes et 153 hommes.

Les résultats ont été :

Guérisons, 106 ; fortes améliorations, 60 ; améliorations, 29 ; insuccès, 24 ; malades n'ayant pas continué les douches, 30.

En déduisant les 30 derniers malades, qui n'ont pas fait, à proprement dit, de traitement hydrothérapique, on trouve :

Guérisons, 48,40 0/0 ; fortes améliorations, 27,39 0/0 ; améliorations, 13,25 0/0 ; insuccès, 10,96 0/0.

L'âge de ces malades a varié de 2 à 74 ans ; en moyenne 38,03 centièmes.

La durée du traitement a été de 58 semaines à 2 jours; en moyenne, elle s'est élevée à 7 semaines 85 centièmes.

Comme dans les précédents semestres, on trouve pour ceux de l'année 1862 que les maladies de l'*élément nerveux* comprennent à elles seules plus de la moitié des malades inscrits.

Malgré la gravité de ces affections, les résultats thérapeutiques ont été encourageants.

Lorsqu'on étudie la genèse des maladies qui procèdent de l'élément nerveux, il est difficile de ne pas être frappé de la relation de succession qui existe souvent, soit dans l'hérédité, soit chez le sujet lui-même, entre les maladies physiques et fonctionnelles de cet élément. « ..... Depuis la plus simple névralgie jusqu'à cet état que M. le docteur Cerise a si bien décrit sous le nom de *névropathie protéiforme,* qui, pour des millers d'individus, est un temps d'arrêt, jusqu'à l'aliénation la plus consommée, l'œil de l'observateur embrasse un cercle immense dont les degrés peuvent être fixés par la pensée et correspondre à autant d'états maladifs différents, qui ont la douleur et l'irritabilité pour point de départ et la folie pour couronnement. » ([1])

Si l'on réfléchit bien à cette grande pensée médicale, on comprendra plus aisément comment l'hydrothérapie, agent essentiellement modificateur de l'*irritabilité* et de la *sensibilité,* se trouve indiquée comme médication principale ou adjuvante, et donne des résultats favorables dans un assez grand nombre de maladies procédant de l'*élément nerveux.*

([1]) Morel, *Études cliniques sur les maladies mentales,* t. I, p. 175.

§ Ier.

— *Des affections paraissant dépendre d'une lésion des centres nervcux. Encéphale et Moelle.* — *(34 observations.)*

Les malades appartenant à cette classe sont, cette année, au nombre de 34, dont 9 du sexe féminin.

L'âge a varié de 2 à 74 ans; en moyenne, 38,58 centièmes. La durée du traitement a été de une à 52 semaines; en moyenne, 9 semaines 3 centièmes.

Les résultats thérapeutiques ont été :

Guérisons, 5; fortes améliorations, 12; améliorations, 4; insuccès, 7; malades n'ayant pas continué les douches, 6.

Ce qui donne pour les 28 malades ayant suivi le traitement :

Guérisons, 17,86 0/0; fortes améliorations, 42,85 0/0; améliorations, 14,29 0/0; insuccès, 25 0/0.

Les 34 cas pathologiques appartenant à l'année 1862 comprennent les affections suivantes :

14 cas d'*affections mentales, lypemanie simple, hypochondriaque, manomanie, délire hystérique, etc.*, dont 4 guérisons, 5 fortes améliorations, 1 amélioration, 2 insuccès, 2 résultats nuls par insuffisance de traitement.

Les quatre cas de guérison sont :

Observation I. — Une lypémanie avec hallucination de nature hystérique, datant de dix semaines, suite d'émotions et de chagrins très violents, chez une jeune dame de trente-cinq ans, adressée par M. le Dr Bertrand, de Cognac, le 4 avril.

Obs. II. — La deuxième malade était encore une dame âgée de trente-quatre ans, d'un tempérament très nerveux. Elle avait été adressée à Longchamps, le 3 août, par M. Michon, de Paris.

Chez elle, l'affection mentale était intermittente, et revenait tous les ans au mois de mai, pour durer jusqu'au mois d'octobre. Les symptômes prédominants étaient des obsessions, des préoccupations qui l'absorbaient et faussaient complètement son jugement. Femme très intelligente, d'un caractère enjoué, à la tête d'une importante maison de commerce, elle était obligée de renoncer à la direction de ses affaires, sous peine de s'exposer à de graves erreurs. Cet état datait de quatre ans. Dans l'intervalle des crises, c'est à dire d'octobre en mai, elle reprenait entièrement sa liberté d'esprit et son aptitude aux affaires.

Voici la consultation de notre illustre confrère M. Michon :

« Je regarde la plupart des troubles que Mme *** éprouve comme des accidents nerveux. Je lui ai déjà conseillé, et je lui conseille avec insistance un traitement hydrothérapique régulier, bien fait, dans un établissement spécial et sous la direction d'un médecin expérimenté dans les pratiques hydrothérapiques. Je propose concurremment l'usage varié de la valériane, de l'assa-fœtida en lavement, une nourriture substantielle, des préparations ferrugineuses, de l'exercice, de la distraction.

» 25 juillet 1862.   Signé : MICHON. »

Cette malade est arrivée au milieu d'une crise ; elle a suivi le traitement hydrothérapique pendant deux mois ; elle a quitté l'établissement complètement guérie. Nous l'avons revue deux ans après, et sa guérison ne s'était pas démentie.

OBS. III. — Le troisième cas de guérison est encore un fait de lypémanie mélancolique, survenue, il y a trois ans, chez une femme de quarante ans, d'un tempérament nerveux-sanguin, et douée d'une forte constitution. Il n'y avait pas d'antécédents héréditaires. La maladie affectait, comme dans le cas précédent, le type intermittent ; elle revenait de dix mois en dix mois.

OBS. IV. — Le dernier cas de guérison est encore un fait de lypémanie hypochondriaque, avec peur de mourir, survenue chez un homme de soixante ans, à la suite d'émotions fortes et de travaux de cabinet exagérés. Ce malade fut adressé par M. Mabit, le 27 août. Il y eut, dans l'espace de cinq semaines, une amélioration très satisfaisante, qui se changeait quelques mois plus tard en une guérison complète.

Dans les cinq fortes améliorations, on trouve :

Obs. V. — Un cas de trouble mental mal défini, datant de six mois, sans cause déterminante héréditaire ou acquise, caractérisé par une modification profonde dans le caractère, les idées et les actions du sujet. Adressé par M. Marmisse, le 5 janvier.

Obs. VI. — Un *délire aigu* chez un petit garçon de dix ans, caractérisé par des actes insensés, survenant par accès d'un quart d'heure de durée, se répétant sept à huit fois tous les jours. Pas d'hérédité, pas de cause apparente. Cet état datait de trois ans. Dans l'espace d'un mois de traitement, les crises s'étaient considérablement éloignées. Malheureusement la famille du petit malade fut obligée à son grand regret de quitter Bordeaux ; et depuis lors, pas de nouvelles. Adressé au mois de mai par M. Mabit.

Obs. VII. — Mme X., trente-quatre ans, tempérament nerveux-sanguin, constitution forte. Monomanie portant à l'homicide et au suicide, datant de huit ans, survenue à la suite de quelques symptômes hystériques, revenant par accès de une à quatre heures de durée. Pas de cause occasionnelle apparente. Mariée à vingt-quatre ans. Depuis l'apparition de cette affection, elle est devenue deux fois enceinte, et pendant tout le temps de ses grossesses les crises ont disparu complètement. Elle jouit pendant les crises de toute sa raison, car il n'y a pas de délire absolu dans les idées, mais une impulsion irrésistible vers le mal. Neuf semaines de traitement ont considérablement amélioré son état. Mais nous sommes sans nouvelles de la malade, et par conséquent dans l'impossibilité de la compter au nombre des guérisons. Adressée, le 1er novembre, par M. Chaulot, d'Étolles (Charente-Inférieure).

Obs. VIII. — M. de X., entré à Longchamps le 9 juillet, adressé par M. Ichon, de Libourne. Tempérament sanguin, constitution forte. Monomanie, idées fixes consistant à croire qu'il va mourir s'il reste dans un appartement ; insomnie permanente, promenades continuelles, à la pluie, au soleil, nuit et jour ; surexcitation nerveuse extrême. Ce malade a obtenu une très grande amélioration en cinq semaines de traitement, et depuis lors la guérison est devenue complète.

Obs. IX. — Mlle de X., quarante ans, tempérament sanguin, constitution très forte, bien réglée, hystérique. Sa monomanie consiste dans l'idée qu'elle a d'être entourée de personnes qui veulent lui nuire.

Obs. X. — M. X., quarante-trois ans, tempérament sanguin, constitution forte, adressé, par MM. H. Gintrac et Puydebat, le 4 mai. Manie aiguë à type intermittent, datant de dix ans. Les accès durent de douze à quinze mois; l'intervalle de repos, un an. Ce type n'a pas varié depuis la première invasion. Pas d'hérédité. Pendant la période aiguë, délire furieux, agitation maniaque, actes des plus incohérents; on est absolument obligé de le tenir dans une maison d'aliénés. Dans l'intervalle, la raison revient entièrement, mais il reste une surexcitation nerveuse extrême : la face est congestionnée, les yeux sont injectés; il existe un priapisme, des désirs immodérés qu'il a beaucoup de peine à réprimer. Le traitement hydrothérapique a duré six semaines. A son départ, tous les symptômes appartenant à la période de calme qui viennent d'être signalés ont totalement disparu, et à ce titre seulement il est classé dans les malades améliorés. Nous ne pouvions supposer qu'un traitement aussi court eût pu prévenir le retour des accidents maniaques. Mais quel n'a pas été notre étonnement de retrouver le malade, quinze mois après, jouissant encore d'une santé parfaite, alors qu'il aurait dû être repris de ses accidents depuis au moins six mois. Nous ne l'avons pas revu depuis; la guérison se sera-t-elle maintenue? Nous n'osons ni l'affirmer ni même l'espérer. Aussi a-t-il été maintenu dans la classe des malades améliorés (1).

Des deux insuccès :

(1) Nous venons d'apprendre que le malade a rechuté depuis un an ; il est donc resté guéri pendant trois années révolues. On n'a pas repris le traitement hydrothérapique dans tout cet intervalle de temps, malgré une amélioration aussi inespérée !

Obs. XI. — M. de X., cinq ans, tempérament lymphatique nerveux, constitution bonne. Idiotisme précédé d'aphasie intermittente au début, et plus tard permanente, paraissant s'être développée sous l'influence d'extrêmes frayeurs causées par sa bonne (hydrocéphale?). Cet état s'accompagnait d'une turbulence, d'une agitation continuelle, que les douches ont calmée momentanément. Adressé le 23 juin par M. Desvergnes, de Verteillac (Dordogne).

Obs. XII. — Mlle X., seize ans, tempérament nerveux, constitution moyenne, adressée par M. Delisle, de Périgueux, le 16 juillet. Délire maniaque simple, de nature hystérique, datant de trois ans, survenu sans cause appréciable.

Des deux malades classés dans la colonne des insuccès par insuffisance de traitement :

Obs. XIII. — M. X., quarante ans, tempérament sanguin, constitution forte, adressé par MM. Baillarget et Hillaret, le 1er décembre, atteint d'une paralysie générale au début. Chez ce malade, les symptômes physiques prédominaient sur l'altération intellectuelle; il avait assez de raison pour comprendre ce qu'on voulait faire de lui; aussi nos illustres confrères avaient-ils proscrit la maison d'aliénés. Ce ne fut pas l'avis de la famille. A peine le traitement hydrothérapique était-il commencé, et sans qu'aucun nouvel accident n'eût surgi, le malade fut retiré et placé dans une maison spéciale. Il en sortait quinze jours plus tard en proie à une congestion cérébrale capillaire intense, à laquelle il a succombé au bout de quarante-huit heures.

Le diagnostic de cette affection devrait la faire rentrer à priori dans les véritables insuccès, si l'on ne savait par expérience que, prise au début, on parvient quelquefois à ralentir, à suspendre la marche de cette cruelle maladie, fatalement mortelle.

Il était logique d'espérer au moins ce résultat dans le cas précédent; les symptômes congestifs dominaient, et les altérations intellectuelles étaient peu apparentes. Le malade, transporté par ruse dans un milieu spécial, séparé brusquement de sa famille et de ses enfants, en ressentit un chagrin, une impression morale violents, qui entraînèrent une réaction physique vers l'encéphale, réaction à laquelle il a succombé.

Obs. XIV. — M. X., soixante-quatorze ans, tempérament nerveux, constitution bonne, adressé le 1ᵉʳ septembre par M. Dannecy, pharmacien. Lypémanie intermittente datant de vingt ans. Le type actuel est trimestriel; mais il a subi depuis le début de singulières transformations. D'abord, il y a eu huit jours de maladie, huit jours de repos; plus tard, quinze jours, un mois, et ainsi de suite jusqu'au type actuel, qui consiste en trois mois de maladie et trois mois de repos. Ce malade est venu pendant huit jours.

Le traitement hydrothérapique général des affections mentales procède de trois ordres différents :

A, action *sédative;* B, action *excitante tonique;* C, action *révulsive et dérivative.*

La première s'adresse aux maladies mentales, dont le symptôme prédominant est la surexcitation physique et morale. Elle s'obtient avec les bains d'affusion prolongés, les douches en pluie très fine et la piscine.

L'action *excitante tonique* s'adresse aux lypemanies, à l'hypochondrie. Il faut ici réveiller l'organisme, le stimuler, activer les fonctions digestives, faire en un mot une diversion morale et physique aux idées dominantes et à l'affaiblissement organique du sujet.

On remplit ce but à l'aide de douches courtes, fortes et froides, spécialement avec la douche en jet et la douche en cercle. Il est utile de limiter beaucoup leur durée, car il ne faut pas oublier que l'atonie domine souvent dans cette forme de l'aliénation mentale.

L'action *révulsive-décongestive* convient particulièrement toutes les fois que des accidents congestifs des centres nerveux, surtout de l'encéphale, dominent la scène. Les congestions capillaires, si fatales aux facultés intellectuelles, cèdent quelquefois pour longtemps sous l'influence des bains de siége à épingles et de fortes douches en jet dirigées spécialement sur la portion inférieure du corps.

La plupart des affections mentales nécessitent souvent, à certains moments donnés, ces diverses actions thérapeutiques. Aussi bien une surexcitation générale peut précéder ou faire suite à un état hypochondriaque ; n'en pas tenir grand compte serait méconnaître la thérapeutique générale de ces cruelles maladies.

Lorsque les observations de ce genre seront plus nombreuses, il sera utile de les réunir en un seul chapitre et de les étudier plus amplement à notre point de vue spécial. Dans tous les établissements spéciaux, on s'empresse aujourd'hui de recourir aux pratiques hydrothérapiques proprement dites pour combattre la plupart des maladies mentales récentes.

Mais en rapportant les faits précédents et les bons effets obtenus à l'aide de l'hydrothérapie, en y insistant, loin de nous la pensée de nier l'utilité, le besoin absolu de maisons spéciales pour cette classe de malades. Ce serait se placer en opposition complète avec toutes les considérations de premier ordre qui militent en faveur de ces établissements. Toutefois, il est dans ces affections une catégorie de malades dont l'altération de l'intellect s'allie sans inconvénient sérieux avec la vie de famille et même avec la vie sociale ; on ne peut vraiment se résoudre à prononcer la réclusion dans ces cas. Les établissements hydrothérapiques peuvent rendre des services inappréciables à ces malades. Que de malheureux pris à temps peuvent alors être arrêtés sur cette pente fatale qui mène à la folie confirmée !

Sur les 20 malades qui restent à examiner, on trouve :

6 cas de *congestions cérébrales chroniques avec ou sans ramollissement au début,* 1 très grande amélioration, 2 améliorations, 1 insuccès, 2 résultats nuls par insuffisance de traitement. Ces malades ont été adressés par MM. Bitot, H. Gintrac, Puydebat, de Bordeaux ; Roubénne, de Nontron (Dordogne).

On serait surpris des résultats avantageux des douches froides, si la trop grande brièveté du traitement ne venait souvent annihiler leur action.

Les applications froides ont pour but, dans ces cas, et pour effet de stimuler la circulation capillaire générale, de produire un *effet dérivatif* d'autant plus puissant, qu'il ne s'accompagne pas de déperdition de force vive, comme avec les antiphlogistiques et les purgatifs. On peut agir d'une manière incessante, journalière et pendant un temps indéfini. A la longue, on parvient quelquefois à détourner la fluxion sanguine de son chemin habituel par cet appel énergique qui est fait sur la surface cutanée.

Combien de congestions cérébrales, ayant pour prélude, pendant des années, des symptômes tels que douleurs de tête, somnolence, sensibilité à la chaleur, fatigue après des travaux de cabinet, pourraient être retardées, évitées à l'aide des applications hygiéniques de l'eau froide !

3 cas d'*hémiplégies,* suite de congestion cérébrale ou de tumeur cérébrale : 1 guérison, — 1 forte amélioration, — 1 insuccès ; — adressés par MM. Rousset et Buisson, de Bordeaux.

Lorsque l'attaque d'apoplexie remonte à plus de six mois, et que la paralysie musculaire tarde à disparaître, l'application de la douche écossaise et de la sudation révulsive activent singulièrement la marche de la guérison.

Depuis bientôt sept années que nous nous livrons à la

pratique exclusive de l'hydrothérapie, nous n'avons pas éprouvé d'accidents dans ce cas; mais il ne faut pas conclure que le succès soit toujours venu couronner nos efforts. Bien rares sont les guérisons, et nombreux les échecs dans ces maladies rebelles.

Les affections de la moelle ou de ses annexes ont donné :

9 cas de *paraplégie*, dont un de nature hystérique ([1]) : 3 fortes améliorations, — 1 amélioration, — 3 insuccès, — 2 résultats nuls par insuffisance de traitement; — adressés par MM. Bitot, Chabrely, Caussade, Flornoy, Jeannel et Riquard, de Bordeaux; Gigon, Montalembert, d'Angoulême; Lasserre, de Montauban.

Des 9 malades de cette catégorie, atteints tous, un seul excepté, de myélite sub-aiguë ou chronique, 2 ont fait de 4 jours à 1 semaine de traitement, et 6 de 4 à 10 semaines, en moyenne 6 semaines. Que veut-on que l'hydrothérapie produise dans un aussi court espace de temps, lorsqu'on demande pour les cautères, moxas, vésicatoires, strychnine, une période de cinq à six mois pour obtenir des effets?

L'hydrothérapie peut beaucoup dans les affections de la moelle, nous en avons la conviction; mais il faut du temps, beaucoup de temps, pour arriver à un résultat satisfaisant.

Le deux derniers faits de cette classe sont deux cas d'*ataxie locomotrice* : 2 fortes améliorations.

Nous avons déjà, dans un Mémoire spécial, relaté 6 faits de ce genre; depuis lors, nous avons eu mainte fois occasion d'appliquer l'hydrothérapie dans cette cruelle et très longue affection. Nous n'avons obtenu encore qu'une seule guérison. Tous les autres malades sont partis plus ou moins améliorés; chez aucun il n'y a eu d'insuccès. De ces faits déjà nombreux (ils s'élèvent à 25 environ) à l'établissement de Longchamps, il

([1]) Cette malade est parfaitement guérie aujourd'hui.

résulte que l'hydrothérapie doit passer en première ligne dans le traitement de l'ataxie locomotrice. Nous renvoyons, pour plus amples détails, au Mémoire publié il y a deux ans ([1]).

Les faits de maladies procédant des centres nerveux s'élèvent, pour la période du 1er juillet 1860 au 31 décembre 1862, au chiffre de 74 malades, dont 17 appartenant au sexe féminin :

18 guérisons; 20 fortes améliorations; 7 améliorations; 17 insuccès; 12 malades n'ayant pas continué les douches.

L'âge de ces malades au moment du traitement était de 2 à 74 ans, en moyenne 38,40.

La durée du traitement hydrothérapique a été de 3 jours à 58 semaines, en moyenne 9 semaines 58 centièmes.

En défalquant du chiffre de 74 les douze malades qui n'ont pas continué, on trouve pour les 62 malades :

Guérison, 29,02 0/0; forte amélioration, 32,26 0/0; amélioration, 11,29 0/0; insuccès, 27,43 0/0.

On trouvera dans le tableau général placé à la fin de ce Mémoire, le classement détaillé des maladies appartenant à cette classe et les résultats obtenus.

Un mot encore sur la thérapeutique hydrothérapique générale de ces affections, et nous terminons.

L'indication principale à remplir est d'obtenir la *révulsion périphérique,* la décongestion des centres nerveux, en agissant sur la peau et sur la circulation capillaire cutanée, et d'amener la *sédation* de l'élément nerveux; il est bon d'y adjoindre quelquefois *l'action tonique reconstitutive.*

La *révulsion,* unique dans ses effets, a deux agents pour se produire qui s'adressent chacun à des cas particuliers.

Dans les *maladies de l'encéphale,* on doit se borner, presque

---

([1]) *Six observations d'ataxie locomotrice, Journal de médecine de Bordeaux,* 1864.

toujours, à l'emploi des douches fortes, courtes, froides, dirigées sur la portion inférieure du corps, et aux bains de siége
à épingle; on peut, on doit même, dans certains cas, y
joindre quelques affusions modérément froides.

Dans les *maladies de la moelle,* on doit adjoindre aux
moyens précédents la douche écossaise chaude et froide,
promenée le long du rachis et sur les membres inférieurs, et
l'action du calorique sec ou humide (lampe à alcool, étuve à
vapeurs aromatiques, bains de caisse).

La *sudation* doit être courte et forte, de manière à con-
gestionner vivement la peau, sinon, au lieu de l'*action
révulsive,* on arrive à l'*effet sudorifique,* qui est souvent
inutile et quelquefois nuisible. Il y a là un point délicat de
pratique hydrothérapique qui ne peut être résolu avec sécu-
rité que tout autant que le médecin dirige lui-même l'opération. Les idiosyncrasies jouent ici un grand rôle ; le médecin
ne peut s'en rendre bien compte, surtout au début, qu'en ayant
le malade sous les yeux pendant la sudation. On ne saurait
dire combien sont nombreuses les exceptions; souvent il
faut 5 à 10 degrés de plus ou de moins, suivant le malade,
pour obtenir sans fatigue l'effet désiré.

La congestion des centres nerveux est d'autant moins à
craindre, qu'il y a stimulation directe, immédiate de la circulation capillaire périphérique. Pousse-t-on trop loin l'opération, l'individu tombe en syncope par suite d'un appel trop
exagéré du sang à l'extérieur et une déplétion trop abondante
des centres.

Ces sudations sont utiles dans les congestions de la moelle,
chez les sujets forts et robustes; elles doivent être plus rares
chez les personnes affaiblies et presque toujours proscrites
dans l'ataxie, parce que cette dernière s'accompagne très
souvent d'un état anémique particulier.

Elles sont, dans quelques cas très rares, utiles dans les

hémiplégies anciennes; mais, ici plus qu'ailleurs, il faut être prudent et surveiller soi-même l'application. Elles ne doivent jamais être employées dans les congestions de l'encéphale et dans les maladies mentales.

L'*action tonique* de l'hydrothérapie est souvent utile dans les maladies des centres nerveux, surtout dans l'ataxie loco-motrice, les affections congestives de la moelle, et les altéra-tions mentales.

L'*action sédative* convient surtout à ces dernières, comme il a été dit précédemment.

§ II.

2me CLASSE. — *Des névroses.* — *(17 observations.)*

Le nombre des malades inscrits dans cette classe s'élève à 17, dont 12 du sexe féminin.

L'âge a varié entre 7 et 54 ans, en moyenne 33,05.

La durée du traitement a été de 2 à 40 semaines; en moyenne, il s'est élevé à 11,07.

Les résultats thérapeutiques ont été :

Guérisons, 6; fortes améliorations, 6; améliorations, 2; insuccès, 0; malades n'ayant pas continué les douches, 3.

Ramené à des chiffres proportionnels, on trouve pour les 14 malades ayant suivi le traitement :

Guérisons, 42,85 0/0; fortes améliorations, 42,85 0/0; améliorations, 14,30 0/0; insuccès, 0.

Il n'est pas de maladie plus sujette à récidive qu'une né-vrose; il faut, pour obtenir des nombres aussi exacts que possible, rester toujours au-dessous de la vérité. Souvent les effets thérapeutiques de l'hydrothérapie se font sentir après le traitement, ou bien encore lorsqu'on y a recours une deuxième ou une troisième fois. Ainsi, M. G., n° 199 du 2ᵉ semestre 1861, entré le 6 novembre, atteint d'une hyperestésie cutanée générale très douloureuse, fut porté comme insuccès. Il est revenu en 1862, annonçant qu'il s'était trouvé beaucoup mieux après son traitement; il est parti complètement guéri après cette seconde saison.

Il serait facile de multiplier ces exemples dans cette classe d'affections.

Les névroses traitées cette année sont les suivantes :

8 cas d'*affections hystériques,* simples ou compliquées, dont : guérison, 2; fortes améliorations, 1; amélioration, 2; insuccès, 0; résultats nuls par insuffisance de traitement, 2; adressé par MM. Bensse, Bitot, Denucé, Labat, Soulé, de Bordeaux; Gadrat, de Barbezieux (Charente); Roubenne, de Nontron (Dordogne).

Il serait oiseux, de s'appesantir sur ces observations. Les descriptions qui en seraient données n'apprendraient rien qui n'ait été dit dans les précédents comptes-rendus.

L'indication thérapeutique de l'hydrothérapie est ici formelle, soit à titre principal, soit comme simple adjuvant. Si l'on ne guérit pas toujours, si l'on échoue souvent, c'est qu'une foule de causes physiques et morales viennent compromettre les effets obtenus. Aussi, serait-il illogique de juger dans ces cas la valeur de l'hydrothérapie par le nombre de récidives. On oublierait, d'une part, les nombreux échecs de toutes les méthodes de traitement conseillées dans les névroses, et l'on méconnaîtrait, de l'autre, leur caractère essentiel, la mobilité.

Et quoique ne guérissant pas toujours, il faut encore tenir en grande estime l'hydrothérapie lorsqu'elle parvient à donner quelques beaux résultats confirmés par le temps.

4 cas de *névrose épileptique,* adressés par MM. Bensse, Labatut et Mabit, de Bordeaux; Pieglowski, de Castres (Tarn) : guérison, 1; forte amélioration, 1; amélioration, 1; insuccès par insuffisance de traitement, 1.

Il y a déjà longtemps qu'on s'est empressé de joindre l'hydrothérapie aux très nombreux moyens conseillés dans cette redoutable maladie. Malheureusement, comme la plupart, elle donne de rares succès, améliore quelquefois, et échoue dans le plus grand nombre de cas. Cette maladie exige, plus qu'aucune autre, un traitement très prolongé. Nous nous faisons un devoir de résumer le fait de guérison signalé.

Obs. XV. — Mme X., trente-quatre ans, constitution forte, tempérament sanguin nerveux, adressée le 14 novembre 1862 par notre confrère M. Labatut, était atteinte depuis dix ans de *vertiges épileptiques bien caractérisés,* se répétant en moyenne cinq à six fois par jour. En outre, il existe depuis vingt-six mois des crises d'épilepsie *complète,* venant une fois chaque mois pendant la nuit, immédiatement avant les règles. L'affection paraissait s'être développée spontanément. L'intelligence est nette, la mémoire bonne. Mme X a eu deux enfants, le dernier six ans avant le début de l'affection.

Il y a, au bout de quinze jours de traitement, légère diminution dans la fréquence des vertiges, et l'attaque d'épilepsie ne vient pas à la menstruation qui suit. L'attaque ne reparaît plus, et les vertiges cessent complètement au bout de trois mois. Le traitement a consisté dans l'emploi gradué des douches en pluie et en jet froides de une à deux minutes de durée, précédées d'un bain de siége à épingle froid de cinq minutes, et suivies d'une immersion dans la piscine de deux à cinq minutes de durée, suivant la disposition journalière de la malade. Ce traitement a été suivi très régulièrement matin et soir pendant quatre mois, et il a été fait de novembre en mars, ce qui n'a pas peu contribué au succès obtenu. Notre confrère nous a confirmé plusieurs fois le maintien de la guérison ; elle remonte aujourd'hui à plus de trois ans (1).

(1) En collectionnant tous les faits de névrose épileptique observés depuis six ans à Longchamps, nous croyons être arrivé à pouvoir établir le précepte suivant : l'épilepsie bien franche, bien caractérisée,

1 cas de *chorée partielle* : 1 guérison ; — adressé par M. Moussous.

Jusqu'ici tous les cas de *chorée partielle ou générale,* datant de un mois à au-delà de deux mois, existant chez les enfants, ont toujours *complètement cédé* sous l'influence de l'hydrothérapie. On sait combien cette maladie est rebelle lorsqu'elle a dépassé le terme de deux mois, surtout chez les enfants plus lymphatiques que nerveux. Nous avons montré à une séance de la Société médicale d'Émulation ([1]) un jeune enfant choréique qu'elle avait eu la bonté de nous adresser, et chez lequel l'hydrothérapie avait agi d'une manière remarquable. En général six semaines à deux mois suffisent, lorsque l'état général, l'anémie, le lymphatisme ne sont pas trop accusés ; il faut plus, dans le cas contraire. Si la chorée date de moins de deux mois, elle guérit encore plus vite dans la majorité des cas ; il en est de même lorsqu'un traitement pharmaceutique antérieur a déjà amendé les accidents. Nous insistons à dessein sur tous ces détails, pour deux raisons : la première, c'est que tous nos confrères ne savent peut-être pas encore combien l'hydrothérapie est un adjuvant des plus précieux aux moyens pharmaceutiques dans la chorée rebelle ; la seconde, parce que depuis 1862, les cas de ce genre

s'accompagnant d'affaiblissement des facultés intellectuelles, ne cède jamais à l'hydrothérapie. Lorsqu'au contraire les crises sont rares, et, quoique bien caractérisées, qu'il existe un simple vertige épileptique bien accusé venant dans l'intervalle des crises, que l'intelligence est nette, l'hydrothérapie guérit assez souvent ou améliore presque toujours. On peut encore mieux compter sur ces résultats, lorsqu'il s'agit d'une personne de sexe féminin. Cette remarque devra paraître assez insolite, car on n'ignore pas que le vertige épileptique est considéré comme un symptôme plus grave, un pronostic plus fâcheux que les crises bien franches. Cependant l'observation est là et nous ne pouvons mieux faire que de la mentionner, sauf à la rectifier si l'avenir ne nous donnait pas encore raison.

([1]) Séance du 31 mai 1864.

s'étant singulièrement multipliés à la clinique de Long-champs, notre conviction, notre expérience reposent sur un nombre assez considérable de faits.

Il faut prévoir une objection qui vient tout naturellement à l'esprit : l'hydrothérapie est-elle applicable chez les jeunes enfants ? Elle l'est toujours aux conditions suivantes : 1° Procéder par des douches chaudes dont on abaisse lentement la température, degré par degré, jusqu'à 18, 15 et même 12 degrés ; 2° donner des douches en jets bien brisés, qui enveloppent instantanément tout le corps, excepté la tête ; il faut avoir soin de passer la douche rapidement (1 seconde) sans la laisser sur le corps, et répéter ainsi cinq à vingt fois. Dans ces conditions, l'enfant n'a pas la tête mouillée, il respire à son aise, et la peur, le seul écueil à éviter pour vaincre la difficulté, n'est pas à craindre. La peau, l'organisme lui-même sont, chez l'enfant, bien plus capables de s'habituer à réagir contre l'impression du froid que chez les grandes personnes, à la condition expresse de ne jamais dépasser le terme de quelques secondes. L'enfant envoyé par notre confrère M. Moussous en est un exemple. Notre confrère M. Labatut a envoyé l'année dernière une petite fille de cinq ans atteinte de chorée chronique généralisée ; il n'y a pas eu la moindre difficulté pour l'habituer ; on n'a pas été obligé, pas plus que pour les autres, de la tenir pendant la douche ; notre confrère M. E. Soulé a vu également cette petite fille, et a constaté les bons effets obtenus chez elle à l'aide de l'hydrothérapie.

1 cas de *paralysis agitans* au membre supérieur gauche, héréditaire. La personne qui fait l'objet de cette observation a été citée dans le troisième compte-rendu clinique [1]. Elle avait obtenu une très grande amélioration qu'elle a compro-

[1] *Ouvrage cité*, page 131.

mise d'une manière déplorable, en voulant essayer chez elle de se livrer à des pratiques hydrothérapiques incomplètes. Cependant, à son invitation, nous lui avions fait installer une petite salle de douches assez convenable; mais il lui a manqué inévitablement l'encouragement, l'exemple, et peut-être la direction médicale.

1 cas de *tic non douloureux,* siégeant dans les muscles du cou, héréditaire; adressé par M. Denucé : 1 forte amélioration (¹).

1 cas de *céphalée opiniâtre* datant de 15 ans, adressé par M. Fournié : 1 guérison, qui s'est bien maintenue.

Le succès est venu souvent couronner nos efforts dans cette névrose; cependant, il y a quelquefois des insuccès complets dont il est difficile de s'expliquer l'origine, témoin trois jeunes dames adressées cette année par M. Sarraméa. Peut-être la guérison viendra-t-elle dans quelques semaines spontanément, comme cela est arrivé maintes fois après un traitement hydrothérapique.

1 cas de *névrose cardiaque,* adressé par M. Levieux : 1 guérison. Il est rare que l'emploi de l'hydrothérapie n'amende pas considérablement cette maladie; mais il est encore plus rare de la voir guérir complètement. C'est une de ces affections avec lesquelles il faut vivre, sauf à la modérer, à l'atténuer par des médications bien entendues; l'eau froide est du nombre.

Le nombre des névroses observées, du 1er juillet 1860 au 31 décembre 1862, s'est élevé à 56, dont 33 appartenant au sexe féminin.

L'âge de ces malades était au moment du traitement de 7 à 66 ans, en moyenne 35,73.

La durée du traitement hydrothérapique a été de 1 à 40 semaines, en moyenne 9,10.

(¹) Ce malade est aujourd'hui parfaitement guéri.

Les résultats thérapeutiques se sont élevés à :

Guérisons, 19; fortes améliorations, 16; améliorations, 7; insuccès, 4; malades n'ayant pas continué les douches, 10.

En déduisant les 10 malades qui n'ont pas continué le traitement, on trouve sur 46 malades :

Guérisons, 41,34 0/0; fortes améliorations, 34,76 0/0; améliorations, 15,21 0/0; insuccès, 8,69 0/0.

L'indication principale à remplir dans cette classe de maladies, a été la suivante :

Action tonique et sédative à l'aide de douches en pluie et en jet froides, et la piscine. Ces deux actions simultanées, qui semblent s'exclure au premier abord, ont été mises en œuvre de manière à tantôt insister sur l'effet *tonique* lorsqu'il y avait lieu de reconstituer surtout l'économie, comme dans la chorée, la névrose cardiaque, tantôt sur l'action *hyposthénisante* lorsqu'il fallait au contraire modérer avant tout l'incitabilité nerveuse, comme dans l'hystérie, l'épilepsie, les tics, le *paralysis agitans*.

Est-il besoin d'insister encore sur la nécessité de faire suivre aux malades un traitement long et régulier (deux à quatre mois en moyenne), pour arriver à des résultats sérieux? Nous ne le pensons pas. Il suffit de songer au temps nécessaire pour obtenir, dans les mêmes cas, des effets analogues, à l'aide des narcotiques, des antispasmodiques, des toniques, des altérants spéciaux du système nerveux, pour comprendre que poser la question, c'est la résoudre.

§ III.

3e CLASSE. — *Des névralgies.* — *(24 Observations.)*

La classe des névralgies comprend cette année 24 malades, dont 8 du sexe féminin.

L'âge a varié de 24 à 72 ans, en moyenne 39,16.

La durée du traitement s'est élevée de 1 à 20 semaines, en moyenne 5,04.

Les résultats thérapeutiques ont été les suivants :

Guérisons, 13; fortes améliorations, 6; amélioration, 1 ; insuccès, 2; malades n'ayant pas continué les douches, 2.

Ce qui donne les proportions suivantes :

Guérisons, 59,09 0/0; fortes améliorations, 27,27 0/0; améliorations, 4,55 0/0; insuccès, 9,09 0/0.

En réunissant les faits de cette année à ceux des précédents semestres, on forme le tableau suivant des divers cas de névralgies observés à Longchamps, du 1er juillet 1860 au 31 décembre 1862 :

Il y a eu 57 malades, dont 15 du sexe féminin :

Névralgie sciatique, 26 cas : Guérisons, 18; fortes améliorations, 6; amélioration, 1; insuccès, 0; malades n'ayant pas continué les douches, 1 ([1]).

Névralgie trifaciale et hémicranienne, 19 cas : Guérisons, 13; fortes améliorations, 4; amélioration, 1; insuccès, 0; malades n'ayant pas continué les douches, 1 ([2]).

Névralgie du nerf cubital, 2 cas : Insuccès, 1 ([3]); malades n'ayant pas continué les douches, 1 ([4]).

Névralgie intercostale, 2 cas : Amélioration forte, 1 ; insuccès, 1.

Névralgie iléo-lombaire, 2 cas : Guérison, 1; malade n'ayant pas continué; 1.

Névralgie de l'épididyme très ancienne, 1 cas : Malade n'ayant pas continué, 1 ([5]).

([1]) Venu une semaine.
([2]) Venu un jour.
([3]) Il y avait comme cause première, selon toute probabilité, une lésion organique.
([4]) Venu une semaine.
([5]) Venu trois semaines.

Névralgie crurale, 1 cas : Guérison, 1.

Dermalgie localisée très rebelle, 1 cas : Guérison, 1 ([1]).

Gastralgies, 3 cas : Guérison, 1; forte amélioration, 1; insuccès, 1.

En résumé, on trouve pour ces 57 malades :

Guérisons, 35; fortes améliorations, 12; améliorations, 2; insuccès, 3; malades n'ayant pas continué les douches, 5.

D'où les proportions suivantes :

Guérisons, 67,31 0/0; fortes améliorations, 23,07 0/0; améliorations, 3,85 0/0; insuccès, 5,77 0/0.

Les 24 cas d'affections névralgiques appartenant à l'année 1862 comprennent :

1 cas de *névralgie intercostale* avec *hypochondrie*, adressé par M. Constantin, de Castillon (Dordogne) : 1 insuccès.

2 cas de *névralgie du nerf cubital :* 1 insuccès; 1 malade n'ayant pas continué les douches.

Le malade chez lequel un traitement fait un temps suffisant n'avait rien produit, était atteint de son affection depuis quinze ans. Les douleurs s'irradiaient tout le long du membre supérieur; il était survenu graduellement une émaciation complète de tout le membre, ce qui fit supposer qu'il devait exister profondément quelque part, sur le plexus brachial ou l'une de ses branches, une lésion organique.

10 cas de *névralgie trifaciale*, dont : 6 doubles, 2 à gauche, 2 à droite; adressés par la Société médicale d'Émulation, par MM. Rousset, Hirigoyen, de Bordeaux, et par M. Grassiot, de Paris. Il y a eu :

Guérisons, 8; fortes améliorations, 2.

Il faut signaler parmi ces malades une jeune dame venue pour une névralgie frontale avec engorgement du col et

---

([1]) Cas remarquable adressé par M. Boursier. (Voir premier compte-rendu, p. 26.)

chloro-anémie; elle a guéri de ces affections, et elle est devenue enceinte pour la première fois après quinze ans de mariage (¹).

Le traitement hydrothérapique va être résumé un peu plus bas, à propos de la névralgie sciatique; mais il doit subir ici, dans certains cas, quelques modifications.

Les névralgies trifaciale, hémicranienne ou intercostale, ne sont pas toujours le reflet d'un état rhumatismal; souvent elles ont pour origine un état névropathique ou chloro-anémique. Il faut alors être sobre ou proscrire même la sudation et les douches écossaises, qui épuiseraient souvent les forces du sujet ou bien amèneraient une surexcitation fâcheuse. Il faut se borner le plus souvent à l'action *tonique reconstitutive* de l'hydrothérapie, et à son action *révulsive* obtenue par des bains de pieds à épingles et de fortes douches en jet dirigées sur les membres inférieurs. Lorsque ces névralgies proviennent d'un refroidissement, qu'elles ont les allures d'une affection simplement locale provoquée par le froid, il faut recourir au traitement de la névralgie proprement dite, tel qu'il va être exposé.

11 cas de *névralgie sciatique,* adressés par MM. Burguet, Denucé, Gintrac père, Labadie de Lalande, Martin, Païllou, Paulet, de Bordeaux; Lamothe, de Mérignac.

Elles se divisent en : 1 double, 6 à droite, 4 à gauche. Il y a eu :

Guérisons, 5; fortes améliorations, 4; amélioration, 1; malade n'ayant pas continué les douches, 1.

Dans l'un de ces cas, la névralgie était symptomatique d'une affection cancéreuse de la région rénale correspondante. Naturellement l'amélioration obtenue, tant dans l'état

(¹) Voir l'observation résumée § VII, *des maladies des organes génito-urinaires.*

général que dans les douleurs atroces éprouvées par le malade, ne persista que temporairement, et M. X. finit par succomber à l'affection cancéreuse. A l'époque où l'hydrothérapie fut conseillée, rien encore ne pouvait faire admettre l'existence d'un cancer.

Dans un Mémoire présenté en 1862 à la Société d'hydrologie médicale de Paris, intitulé : *De l'emploi de l'hydrothérapie dans la névralgie sciatique,* nous nous sommes appesanti longuement sur l'indication et les procédés hydrothérapiques à mettre en usage dans les névralgies, particulièrement dans celle du nerf sciatique.

Qu'il suffise de répéter ici que la *révulsion* à l'aide du calorique apporté par la vapeur sèche ou humide, chargée de principes aromatiques ou de thérébenthine, et suivie de la douche chaude, tiède ou froide, suivant le cas, forme la base du traitement.

L'adjonction de la *douche alternative,* dite *écossaise,* est souvent d'un grand secours pour arriver à la guérison.

Un seul point délicat à rappeler ici, lorsqu'on use de l'hydrothérapie dans cette classe d'affections, c'est de tenir grand compte de leur nature et de leur degré d'acuité.

Ainsi, lorsque la névralgie est rhumatismale et aiguë, il faut user du calorique plutôt comme *sudorifique,* et le faire suivre d'une *douche tiède* ou tout au moins *tempérée.* On doit, au contraire, produire *l'action excitante, révulsive,* à l'aide de ce même calorique, et terminer la séance par une douche froide, énergique, lorsqu'il s'agit d'une névralgie simple et passée à l'état chronique.

Dans le premier cas, le calorique devra donc agir lentement et longuement, et l'étuve humide ou la caisse chargées de vapeurs aromatisées et thérébentinées conviendront mieux; dans le second, l'étuve sèche, la lampe à alcool rempliront plutôt le but.

De même, la douche écossaise sera chaude et tiède (30° — 44°) dans la névralgie aiguë, subaiguë et rhumatismale ; très chaude et très froide (12° — 50 à 55°), lorsque l'affection est passée à l'état chronique, et que les douleurs sont sourdes, lentes, ou vagues.

Les douches de vapeurs aromatiques, les courants électriques, le massage sont encore utiles dans cette deuxième période de la névralgie, surtout lorsqu'il y a affaiblissement de la contractilité musculaire.

§ IV.

4° CLASSE. — Des névropathies. — (27 observations.)

La quatrième classe est celle des névropathies. Elle renferme 27 malades, dont 13 du sexe féminin. Cette classe est en général une des plus nombreuses de la clinique hydrothérapique. On remarque ici la prédominance du sexe masculin. Ainsi, en réunissant tous les faits observés du 1er juillet 1860 au 31 décembre 1862, on trouve, sur 62 malades, 29 femmes et 33 hommes.

L'âge des malades, pour l'année 1862, a oscillé entre 20 et 52 ans, en moyenne 36,81.

La durée du traitement hydrothérapique a été de 2 à 22 semaines, en moyenne 6 semaines.

En comparant ces résultats à ceux observés dans les précédents semestres, on remarque que les résultats thérapeutiques ont augmenté à mesure que la moyenne d'âge des malades s'abaissait et que la durée moyenne de traitement s'élevait.

Cette observation est d'autant plus vraie, que l'inconstance, l'irrégularité du vieux névropathe à tout traitement est proverbiale : il ne recule devant aucun essai, même empirique, mais il n'en poursuit aucun.

Les résultats thérapeutiques de cette année, pour les 27 malades, sont :

Guérisons, 12 ; fortes améliorations, 6 ; améliorations, 8 ; insuccès, 0 ; malade n'ayant pas continué les douches, 1.

Ramenés à des chiffres proportionnels, on trouve pour les 26 malades :

Guérisons, 46,15 0/0 ; fortes améliorations, 23,07 0/0 ; améliorations, 30,78 0/0 ; insuccès, 0 0/0.

Ces malades ont été adressés par MM. Bensse, Bitot, Bourges, Burguet, Caussade, J. Dupuy, H. Gintrac, Labadie de Lalande, Le Barillier, Moussous, Subervic, de Bordeaux ; Beau, de Rochefort ; Bertrand, de Cognac ; Chevrier, Maquet, d'Angoulême ; Seguin, d'Alby.

Les malades inscrits dans cette classe, du 1er juillet 1860 au 31 décembre 1861, s'élèvent, avons-nous dit, au chiffre de 62.

Les résultats thérapeutiques ont été :

Guérisons, 34 ; fortes améliorations, 12 ; améliorations, 13 ; insuccès, 0 ; malades n'ayant pas continué les douches, 3.

L'âge de ces malades a été de 20 à 64 ans, en moyenne 37,41.

La durée du traitement a varié de 2 à 22 semaines, en moyenne elle a été de 6,81.

Les résultats proportionnels, pour les 59 malades ayant suivi le traitement, sont :

Guérisons, 57,63 0/0 ; fortes améliorations, 20,33 0/0 ; améliorations, 22,04 0/0 ; insuccès, 0.

On remarquera l'absence totale d'insuccès dans cette affection ; ce qui ne doit pas étonner, lorsqu'on a eu l'occasion d'étudier les effets thérapeutiques de l'hydrothérapie dans ces maladies.

Si l'on se reportait aux idées émises au commencement de

ce chapitre, page 6, sur la genèse des maladies ayant pour base d'évolution l'*élément nerveux,* on aurait dû faire de cette classe la première. Que de fois la névropathie n'est-elle pas la porte d'entrée de tout le cortége des affections si variées de cet élément !

Il serait facile, en étudiant les affections des soixante-deux malades qui composent cette classe, d'y reconnaître les symptômes de toutes les maladies de cet élément, les uns à l'état de germe, les autres déjà caractérisés.

Aussi, que de divisions et de subdivisions ne faudrait-il pas établir pour comprendre toutes les variétés névropathiques observées ! Et l'épithète de *protéiforme,* employée par M. Cerise, ne pouvait être plus heureuse, mieux en état de rendre la pensée qui surgit à la lecture de toutes ces misères morales et physiques, fonctionnelles surtout, comprises par M. Bouchut sous le nom de *nervosisme.*

On retrouve aisément, dans la maladie névropathique, une notable partie des symptômes appartenant aux névroses pures : hystérie, épilepsie, chorée, céphalée, etc.

De même, dans l'étude des antécédents, observe-t-on les maladies complémentaires : anémie, chlorose, dyspepsie, diathèse herpétique, arthritique syphilitique, imprimant quelquefois à l'ensemble de la maladie névrosique, le cachet spécial qui lui est propre.

On est frappé, lorsque, placé dans des circonstances spéciales, on peut étudier, suivre jour par jour un grand nombre de névropathes, de voir combien leur maladie est sensible aux variations atmosphériques; le grand nombre de celles qui, à l'exemple des affections rhumatismales franches, subissent des recrudescences marquées au retour des temps humides, pluvieux.

A côté de cette variété névropathique, s'en trouve souvent une autre encore plus remarquable : celle qui s'observe chez le sujet issu de parents nerveux à un titre quelconque.

Tantôt l'un ou les deux ascendants auront eu des affections névrosiques pures : hystérie, épilepsie, chorée; d'autres fois, des affections des centres nerveux, hémorrhagie, ramollissement, aliénation mentale, etc. Parfois encore, cette hérédité ne se retrouve que dans les ascendants collatéraux.

Il est peu de cas de névropathie qui, en dehors des causes occasionnelles morales et physiques, telles que l'abus du travail, de l'alcool, des veilles, du coït, d'excès de tous genres, de privations même, d'un effet si puissant sur le système nerveux, n'aient une origine première héréditaire, provenant de cet élément ou d'une diathèse ayant envahi un point ou la totalité de l'économie.

Qu'on ne l'oublie jamais, dans des circonstances données, un apoplectique peut donner naissance à un névropathe, à une hystérique, et réciproquement. De même, un rhumatisant peut voir dans sa généalogie antérieure ou postérieure des choréiques, des névropathes, des dyspepsiques, des hypochondriaques, etc. Et si le plus souvent, en hérédité, le produit rappelle beaucoup ses ascendants, il peut arriver qu'il lui emprunte une seule qualité ou un seul défaut pour l'exagérer et en faire une personnalité propre, qui efface, relègue au dernier plan tous les autres.

Les 27 malades observés cette année comprennent :

12 névropathies à *forme névralgique,* dont : guérisons, 5; fortes améliorations, 3 ; améliorations, 4.

7 névropathies caractérisées surtout par une *surexcitation nerveuse générale,* dont : guérisons, 4; forte amélioration, 1; améliorations, 2.

5 névropathies à forme *hypochondriaque* et *gastralgique :* guérison, 1; forte amélioration, 1; améliorations, 2; malade n'ayant pas continué les douches, 1.

3 névropathies à *forme hystérique :* guérisons, 2; forte amélioration, 1.

Chez tous ces malades, la plupart anémiques, chlorotiques, digérant mal, menant une vie très peu hygiénique, sujets à des congestions viscérales chroniques (foie, rate, utérus, poumons, encéphale), toujours irritables, impressionnables, le traitement hydrothérapique a pour but d'opérer une reconstitution totale de l'individu, une régularisation de l'influx nerveux, une pondération dans le jeu des fonctions. On y joint un exercice régulier, une vie réglée, une alimentation saine exempte d'excitants.

On a recours, pour atteindre ce but, à des douches en pluie et en jet de calibre moyen, suivies souvent d'immersions dans la piscine. Quelquefois, on fait précéder leur administration d'un pédiluve, d'un bain de siége à épingle froids et excitants, de 1 à 10 minutes de durée. Chez quelques malades, on use utilement de la douche en cercle vigoureusement appliquée, surtout lorsque le corps est déjà habitué à l'action générale de la douche froide. Chez d'autres, lorsque les symptômes névralgiques dominent, il est utile de procéder comme s'il s'agissait d'une véritable névralgie : on emploie des sudations très modérées, suivies de douches générales froides; très rarement il est nécessaire ou utile d'y adjoindre la douche écossaise, si fréquemment employée dans le traitement hydriatrique des névralgies ; elle serait suivie presque toujours d'un effet excitant, fâcheux chez les névropathes déjà si susceptibles sous ce rapport. Il faut avoir soin, chez cette classe de malades, de débuter toujours par des douches attiédies, et d'arriver graduellement au froid. Il est rarement utile de prolonger l'action des douches générales froides au delà de 1 à 3 minutes.

CHAPITRE III.

2ᵉ Série.

MALADIES VISCÉRALES. — *(23 observations.)*

La deuxième série est celle des affections viscérales; elle renferme trois classes : les maladies des *voies respiratoires,* des *voies digestives et de leurs annexes,* et des *voies génito-urinaires chez l'homme et chez la femme.*

Cette série comprend, cette année, 23 malades, dont 6 appartenant au sexe féminin.

L'âge de ces malades a oscillé entre 12 et 50 ans, en moyenne 33 ans.

La durée du traitement hydrothérapique a été de 3 jours à 9 semaines, en moyenne 4 semaines 80 centièmes.

Les résultats thérapeutiques ont été :

Guérisons, 10; fortes améliorations, 5; améliorations, 4; insuccès, 2; malades n'ayant pas continué les douches, 2.

D'où les proportions suivantes, pour les 21 malades ayant suivi le traitement :

Guérisons, 47,61 0/0; fortes améliorations, 23,81 0/0; améliorations, 19,05 0/0; insuccès, 9,53 0/0.

Le nombre des malades de cette série, observés du 1ᵉʳ juillet 1860 au 31 décembre 1862, s'est élevé à 84, dont 23 appartenant au sexe féminin.

L'âge de ces malades a été de 12 à 65 ans, en moyenne 34,65.

La durée du traitement hydrothérapique a été de 3 jours à 26 semaines, en moyenne 5,93.

Les résultats thérapeutiques ont été :

Guérisons, 40; fortes améliorations, 16; améliorations, 15; insuccès, 7; malades n'ayant pas continué les douches, 6.

D'où les proportions suivantes, pour les 78 malades ayant continuué :

Guérisons, 51,28 0/0; fortes améliorations, 20,51 0/0; améliorations, 19,24 0/0; insuccès, 8,97 0/0.

§ V.

5e Classe. — *Des affections des voies respiratoires.* — *(3 observations.)*

Les affections de cette classe ont toujours été en très petit nombre, malgré le parti qu'on pourrait tirer de l'hydrothérapie dans quelques-unes d'entre elles.

Il y a cette année 3 malades, dont 1 du sexe féminin.

L'âge a été de 26 à 36 ans, en moyenne 29,66.

La durée du traitement de 2 à 8 semaines, en moyenne 5 semaines.

Les résultats thérapeutiques :

Guérison, 1 ; forte amélioration, 1 ; insuccès, 1.

Les malades de cette classe s'élèvent au nombre de 8 pour la période du 1er juillet 1860 au 31 décembre 1862, dont :

3 cas d'*asthme :* guérison, 1 ([1]); forte amélioration, 1 ; amélioration, 1.

Il est une remarque à faire au sujet de l'application de l'hydrothérapie dans cette classe d'affections : la douche froide calme l'oppression alors qu'elle est donnée pendant l'accès, au lieu de l'aggraver, comme cela serait à craindre si l'on s'en rapportait à ce qui se passe chez les autres malades qui ne sont pas encore habitués à la douche.

On guérit rarement l'asthme; mais on soulage souvent. Il est facile de comprendre que la dilatation bronchique, si fré-

([1]) Malade adressée par M. Segay, le 2 octobre 1861 ; 3e compte-rendu, page 68, observation 210 : guérison confirmée depuis plus de trois ans.

quente dans cette affection, est une lésion que la douche ne peut jamais faire disparaître.

2 *bronchites chroniques :* guérison, 1 ([1]); forte amélioration, 1.

L'effet de la douche froide remplit ici les deux buts suivants : 1° suractiver la circulation cutanée et les fonctions du derme, et comme conséquence diminuer la fluxion et la sécrétion morbides des bronches ; 2° endurcir la peau contre les influences atmosphériques, et diminuer d'autant les chances de retour de la maladie.

Cet effet de stimulation, de suractivité du tégument externe, s'obtient à l'aide de douches simples froides, en jet et *très courtes.* Il faut y joindre quelquefois l'action excitante du calorique. Savamment mis en œuvre, ce dernier moyen, suivi de douches chaudes générales et d'enveloppement dans les couvertures, jugule quelquefois une bronchite aiguë *encore à son début.*

1 *phthisie.* — 1 insuccès.

Ce malade a été adressé par M. Bitot.

Malgré tout ce que peut avoir de singulier notre opinion aux yeux d'un très grand nombre de praticiens, nous dirons avec Bouchardat et Beau que l'hydrothérapie est un adjuvant utile quelquefois dans certaines phthisies *au début.*

Cette méthode ne guérit pas, et n'agit sur le tubercule lui-même à aucun titre; mais elle a une influence assez directe sur les circonstances qui précèdent et suivent cette production hétéromorphe.

En améliorant l'organisme en général, en s'opposant au développement de ces foyers congestifs pulmonaires au milieu desquels prennent naissance et se développent les tubercules, en contribuant puissamment à la production des

([1]) M. X., de Sainte-Foy, adressé par M. Oré, le 29 octobre 1861 ; 3e. compte-rendu, page 69, observation 222.

produits ultimes de l'assimilation, et avant tout en détrui-
sant ou en atténuant la sensibilité maladive primordiale aux
transitions atmosphériques que tous les sujets possèdent,
l'hydrothérapie, appliquée prudemment, sagement, *par le
médecin lui-même,* devient un puissant levier ajouté aux
autres médications.

Comme l'a fort bien dit Bouchardat, « la continuité dans
la dépense insuffisante des aliments de calorification, *l'inertie,* cette forme spéciale de la misère physiologique, agit
moins puissamment que la perte ou l'insuffisance des
aliments de calorification pour produire la tuberculisation,
mais elle agit dans le même sens ([1]). » Qui peut mieux que
l'hydrothérapie activer cette dépense et détruire cette inertie,
cette misère des classes riches?

L'hydrothérapie ne convient qu'aux *phthisies* atoniques et
sèches. On ne doit jamais tenter l'épreuve sur les phthisies
qui s'accompagnent d'une purulence exagérée et surtout
d'une réaction fébrile un peu vive. Il faut que l'affection n'ait
pas dépassé la première période; plus tard l'effet est nul et
quelquefois nuisible.

M. Fonssagrives vient de publier un Traité dogmatique
remarquable sur la phthisie et ses divers traitements. Tout y
est conseillé, excepté l'emploi des douches. Tout en reconnaissant la haute valeur scientifique de notre confrère et la
non moins grande valeur de son ouvrage, nous sommes persuadé qu'il a péché faute de connaître la question hydrologique. Et la preuve, c'est qu'à l'article *Eaux sulfureuses,* il
conseille le bain et proscrit la douche, parce que, dit-il, le
sujet serait exposé à des refroidissements. C'est une erreur.
L'un et l'autre de ces deux modes de balnéation exposent
également le sujet à des transitions atmosphériques, lorsqu'on ne sait prendre les précautions nécessaires.

([1]) *Gazette des Hôpitaux,* p. 464, année 1861.

Mais si l'eau chaude expose à ces transitions, l'eau froide les évite. Seulement, et là est le point capital, difficile, c'est de savoir proportionner son action primitive, déprimante, à la puissance de calorification, de réaction du sujet. Il est évident que dans ce cas particulier, il y a tout à craindre d'une douche froide trop prolongée; les conséquences peuvent même en être très graves; trop courte, elle n'aura jamais d'inconvénients, elle aura souvent des avantages.

La douche en jet, plus excitante, plus stimulante qu'aucune autre, devra toujours être préférée; on la dirigera quelques secondes à peine sur le haut du corps, et le reste du temps sur les reins, les cuisses, les jambes et les pieds. Elle ne dépassera jamais la durée d'une minute. On doit toujours proscrire les douches en pluie, en cercle, et l'immersion dans la piscine.

1 *pharyngite et laryngite chronique :* 1 forte amélioration; adressé par M. Bonnefin, de Bordeaux.

Nous avons employé l'eau sulfureuse artificielle réduite en poussière, alternativement avec l'hydrofère et l'appareil de M. Sales-Girons.

La pulvérisation des liquides devient une méthode thérapeutique de premier ordre dans ces affections. Il faut signaler à ce sujet une observation très intéressante de syphilis grave dans laquelle il fallut combattre des ulcérations laryngées aiguës à marche envahissante. Le malade aurait certainement couru de graves dangers, sans le secours de la liqueur de Van-Swieten étendue d'eau, introduite dans la portion supérieure des voies respiratoires, par la pulvérisation.

Malgré l'esprit de dénigrement, le parti pris avec lequel la méthode de M. Sales-Girons a été accueillie, nous sommes persuadé que cet auteur a rendu d'éminents services et comblé une lacune importante dans la thérapeutique des voies respiratoires.

1 *hémoptysie essentielle :* 1 guérison.

Malgré la rareté de cette lésion, il faut maintenir ce diagnostic, qu'un examen ultérieur du malade, fait longtemps après, est venu confirmer.

L'hydrothérapie agit très heureusement dans les congestions sanguines chroniques du foie et de la rate; il en devrait être de même *à priori* dans les congestions pulmonaires, l'organe respiratoire ayant des liaisons physiologiques plus directes avec la peau, base d'action de l'hydrothérapie. Aussi la plus grande erreur commise, lorsqu'il s'est agi de juger au début cette thérapeutique, ce fut de supposer que son application pourrait provoquer des congestions, des inflammations pulmonaires. Elle peut, en effet, provoquer des accidents lorsqu'elle est maniée par une main inhabile. N'en est-il pas de même pour tous les médicaments doués d'une grande activité? Le tout est de s'entendre; faute de soin, de précaution ou de pratique, l'action la plus naturelle du monde peut devenir la plus funeste.

Ce chapitre de la clinique de Longchamps était terminé, lorsque M. E. Soulé, médecin en chef des chemins de fer du Midi, a publié un remarquable travail sur les employés de cette grande industrie.

Le chapitre *Traction,* le plus intéressant de tous parce qu'il porte sur l'étude hygiénique d'une classe d'employés toute nouvelle, et représentant plus qu'aucune autre l'industrie des chemins de fer, contient de sages réflexions, de judicieux aperçus qui ont plus d'un rapport avec les considérations émises depuis longtemps sur l'emploi de l'hydrothérapie dans les maladies des voies respiratoires.

Le lecteur aura tout à gagner à cette lecture. Il pourra voir que, parti d'un point de vue tout différent, notre honorable confrère arrive à des conclusions identiques; à savoir: que l'action du froid sur la peau en sueur peut agir très heureusement sur l'organisme en général et les poumons en particulier, dans certaines conditions données parfaitement appréciables.

« S'il est dans l'exploitation des lignes ferrées, dit-il, un emploi qui modifie profondément la constitution, et qui, à ce titre, mérite au plus haut point d'attirer l'attention du physiologiste et du médecin, c'est bien celle que j'ai maintenant à définir.

» Une fréquentation, même peu prolongée, des machines imprime à cette catégorie d'employés un cachet tout particulier. Leur peau bronzée, leur constitution robuste, les font reconnaître au premier examen. Il n'y a pas jusqu'à leurs formes brusques, leur diction brève et saccadée, qui ne viennent témoigner des conditions toutes particulières dans lesquelles ils vivent.

» Lorsque l'ajusteur des ateliers *monte* sur les machines, les phénomènes suivants se manifestent promptement : toute la constitution se raffermit, et les saillies musculaires s'accusent fortement. Son visage, qui avait souvent contracté la teinte pâle de l'atelier, brunit et se colore. S'il a des dispositions au lymphatisme, il les voit promptement diminuer, et cela au profit de la santé générale.

» Un premier fait qui frappe, lorsque l'on considère l'état sanitaire des mécaniciens et des chauffeurs, c'est le peu de gravité de leurs maladies, et surtout le peu de fréquence de celles que la théorie semblerait devoir plus particulièrement leur attribuer. *Les affections respiratoires s'observent rarement chez ces agents et guérissent promptement*. Il en est de même des amygdalites, des parotidites et des odontalgies. . .

. . . .

. . . .

» Cette immunité, ce peu de tendance à contracter des affections que la vie agitée qu'ils mènent semblerait plus particulièrement devoir leur faire incomber, est, ce me semble, susceptible d'explication.

» Deux éléments importants sont, en effet, plus particulièrement influencés chez les machinistes, et il se trouve précisément que ces deux éléments physiologiques sont unis par des liens qu'on ne peut méconnaître. Ce sont : *la peau, par les transitions si variées de température auxquelles leur constitution paraît s'habituer,* et enfin les voies respiratoires, par les conditions toute particulières que subit l'hématose, et qui laisse chez eux, comme traces permanentes, une ampliation plus grande de la cage thoracique, une tonalité ordinairement plus forte de la voix.

» *C'est, à notre avis, dans la corrélation constante des fonctions cutanées et pulmonaires, que gît l'immunité des machinistes à l'égard des affections diverses des voies respiratoires.*

» L'homme qui vient de se livrer à un exercice violent, et qui se repose dans un courant d'air, contracte une bronchite ou souvent une pleuropneumonie ; tandis que le machiniste, qui part souvent le corps baigné de sueur, a deux causes qui le préservent ; ce sont : 1° l'évaporation qui se fait rapidement ; 2° ce qui a une importance plus grande, l'hématose acquiert une suractivité qui protége les poumons et qui prévient les congestions, les stases sanguines qui s'opèrent chez le cultivateur, lequel, après s'être livré à un exercice violent, le battage du blé par exemple, commet l'imprudence de s'arrêter dans un endroit frais. »

Quelle différence y a-t-il entre ces deux faits pris pour exemple par notre confrère et le suivant : Une personne, le corps en sueur, se place sous la douche froide, y reste une à deux minutes, puis elle est essuyée et *frictionnée* convenablement ; elle s'habille alors et se livre à un exercice propre à ramener une légère chaleur en excès par tout le corps ; ou bien, à peine habillée, elle commet l'imprudence de rester au repos et se laisse gagner par le froid? Évidemment il n'y en a aucune, ou plutôt, dans le premier cas il s'agit d'un courant d'air bien vif produit par une locomotive en marche auquel le machiniste s'expose impunément — Dieu sait que de préjugés à combattre pour faire admettre le fait! — dans le second, il s'agit d'eau froide appliquée sur le corps en transpiration. Le résultat en est des meilleurs, lorsque cette application est faite avec discernement, que le sujet prend la précaution indiquée plus haut. Que de personnes qui se refusent encore à constater des faits si simples, si nombreux! Mais, passons.

« Le mécanicien, quoique sur la machine et dans une position de repos relative, fonctionne, quant à ses poumons, comme un homme qui agit, et qui agit suffisamment pour empêcher toute répercussion pulmonaire.

» Ce n'est, du reste, pas seulement au point de vue des affections aiguës de l'appareil respiratoire, que l'immunité que nous signalons se fait remarquer chez les machinistes.

» Les bronchites chroniques et la phthisie pulmonaire surtout sont principalement inconnues chez ces employés, et, depuis l'ouverture des lignes du Midi, on n'a réformé qu'un seul agent — c'était un chauffeur — pour une phlegmasie chronique des organes respiratoires, et encore on a prétendu que cette maladie avait précédé son entrée en fonctions.

» *Comme conséquence pratique des diverses assertions qui précèdent, on a vu au contraire très souvent certains sujets, qui s'enrhumaient antérieurement avec facilité, gagner à l'usage des machines cette immunité remarquable.* »

N'obtient-on pas le même résultat à l'aide de la douche froide? Il suffit, pour s'en convaincre, de séjourner quelque temps dans un établissement hydrothérapique et d'interroger les malades qui reviennent pour la seconde ou troisième fois. La plupart vous diront qu'à leur grand étonnement, ils n'ont pas été pris l'hiver suivant, comme cela avait toujours lieu auparavant, qui d'une bronchite, qui d'une affection de la gorge, qui de la grippe, qui de douleurs rhumatismales ou de névralgies. Ils ne sont plus sensibles au froid.

« *Peau*. — La peau est fortement influencée chez le mécanicien. Elle acquiert une tolérance très grande. Ces employés supportent très bien le froid. La coloration se modifie très promptement à la face.

» C'est à cette disposition que doit être attribuée la rareté, chez ces agents, *des affections rhumatismales*, qui a lieu de surprendre de prime-abord, mais qui est bien positive. Je n'ai observé qu'une seule fois le rhumatisme chez un machiniste, ainsi que j'ai déjà eu l'occasion de le dire.

» L'action tonique de l'air doit être invoquée pour expliquer cette immunité. Il exerce une action bienfaisante que l'on peut comparer, jusqu'à un certain point, à la modification opérée par l'eau froide dans l'hydrothérapie. Pendant qu'il est sur la machine, le mécanicien reçoit une véritable douche d'air, qui est d'autant plus énergique que la vitesse est plus grande, la température plus fraîche et plus piquante. »

Les mêmes conditions ne sont-elles pas remplies en hydrothérapie pour arriver au même résultat? Eau froide et douche puissante, percussive.

Il est à regretter que le manque d'espace nous empêche de poursuivre ces citations intéressantes.

Elles sont éminemment pratiques, basées sur des faits bien constatés par l'auteur, sur lui-même; aussi a-t-il raison de trouver singulière la prétention de cet auteur qui, voulant écrire un Traité sur les conducteurs de machines, « a supprimé toutes les difficultés, et pour noter les variations de température auxquelles il s'était soumis, s'est installé confortablement dans un wagon de première placé en tête du train, et a accroché à l'extérieur un thermomètre dont il a soigneusement noté les diverses variations. Mais je suppose, ajoute M. Soulé, que cet honorable confrère n'a pas cru avoir ainsi la représentation de la température que subissent les personnes placées sur la machine ([1]). »

Cette réflexion rappelle assez bien l'idée que certaines personnes ont de la douche, après l'avoir touchée du bout des doigts.

§ VI

6ᵉ Classe. — *Des affections des voies digestives et de leurs annexes.*
(9 Observations.)

Les affections de la 6ᵉ classe sont celles des voies digestives et de leurs annexes. Elles renferment 9 malades, dont 2 du sexe féminin.

L'âge de ces malades a varié de 28 à 50 ans, en moyenne 40,44.

La durée du traitement hydrothérapique a été de 1 à 8, en moyenne 5 semaines.

Les résultats thérapeutiques sont :

Guérisons, 3; fortes améliorations, 3; améliorations, 2; malade n'ayant pas continué les douches, 1.

D'où les proportions suivantes, pour les 8 malades ayant continué le traitement :

Guérisons, 37,50 0/0; fortes améliorations, 37,50 0/0; améliorations, 25 0/0.

([1]) *Réflexions pratiques sur les maladies qu'on observe chez les employés des chemins de fer,* par M. E. Soulé, médecin en chef de la Compagnie des Chemins de fer du Midi. Bordeaux, 1864; pages 41 et suiv.

Tous les cas de cette classe observés du 1ᵉʳ juillet 1860 au 31 décembre 1862 s'élèvent à 30, dont 4 appartenant au sexe féminin.

L'âge de ces malades était de 23 à 65 ans, en moyenne 38.

La durée du traitement hydrothérapique s'est élevée de 1 à 26 semaines, en moyenne 5,71.

Les résultats thérapeutiques sont :

Guérisons, 12 ; fortes améliorations, 7 ; améliorations, 5 ; insuccès, 4 ; malades n'ayant pas continué les douches, 2.

D'où les proportions suivantes, pour les 28 malades ayant fait le traitement :

Guérisons, 42,85 0/0 ; fortes amélioratiions, 25 0/0; améliorations, 17,85 0/0 ; insuccès, 14,30 0/0.

Des 9 malades appartenant à l'année 1862, il y a eu 6 *gastralgies* — adressées par MM. Bitot, Cuignau, Mabit, de Bordeaux; Bertrand, de Cognac; Bessette, d'Angoulême.

Guérisons, 3 ; fortes améliorations, 2; malade n'ayant pas continué les douches, 1.

Autant l'hydrothérapie convient à la gastralgie douloureuse proprement dite, ne s'accompagnant pas de lésion, de sécrétion, autant elle échoue, employée seule, dans les dyspepsies acides, flatulentes.

Vichy et toutes les eaux à constitution alcaline conviennent beaucoup mieux dans ce dernier cas. Mais, par contre, les médecins attachés à ces eaux s'accordent à reconnaître leur inefficacité dans la gastralgie et l'entéralgie douloureuses.

Nous en avons eu une preuve bien évidente chez notre confrère M. Oré. Atteint d'accidents gastralgiques assez graves, il se rendit à Vichy; il en revint plus souffrant. Six mois plus tard, il essaya, sur nos instances, d'un traitement hydrothérapique. Le résultat fut des plus heureux; il ne s'est pas démenti depuis lors.

Voici un des exemples de névrose des voies digestives ancienne et rebelle, guérie par l'hydrothérapie, dont la lecture pourra intéresser :

Obs. XVI. — M. D., quarante-quatre ans, tempérament sanguin nerveux, constitution forte; adressé par MM. Bertrand, de Cognac, et Labat, de Bordeaux, le 4 avril 1862.

Jusqu'à vingt-deux ans, appétit extraordinaire; la ration de M. D. était toujours double, et il ne pouvait jamais se rassasier complètement; la digestion se faisait très bien sans aucune fatigue, malgré ce surcroît d'aliments.

A vingt-deux ans, tout à coup, sans cause apparente, cet appétit diminue graduellement; il survient alors des accès d'entéralgie à forme assez singulière. Ces accès furent rares jusqu'à trente ans. Alors, ils se répètent en moyenne toutes les six semaines, avec des exacerbations très marquées à l'époque des grands froids et des grandes chaleurs.

Voici la physionomie d'un de ces accès :

Tout à coup, et particulièrement le soir, soit avant, soit après le dîner, tiraillements dans les membres supérieurs, bâillements prolongés involontaires, malaise général, frissons, etc., pendant une demi-heure à une heure ; puis, immédiatement après ces prodromes, dévoiement brusque se répétant quatre à cinq fois coup sur coup; les matières sont dures ou liquides et abondantes; elles se composent en grande partie d'aliments non digérés; on reconnaît aisément la viande, la salade, les légumes mangés quelques heures auparavant. Le dévoiement fini, il survient alors, mais *alors seulement,* des coliques sèches et très vives, s'accompagnant d'une légère tympanite et d'une sensibilité extrème du creux de l'estomac. Le dévoiement ne reparaît jamais pendant cette seconde phase de l'accès, qui dure en moyenne dix à douze heures. Le lendemain de la crise, l'appétit revient, et le malade conserve à peine quelques légères traces des souffrances qu'il vient d'endurer.

En 1858, changement complet dans cette singulière névrose : à tous les symptômes d'entéralgie qui viennent d'être relatés, succède une gastralgie douloureuse franche.

Les bâillements, les tiraillements, le dévoiement, les coliques sèches ont disparu complètement. M. D. éprouve tout à coup, de une à cinq heures après le repas, des crampes d'estomac violentes, avec sensibilité et ballonnement excesssif de la région; peu après ces prodromes, renvois aigres, acides, et rejet des aliments ; l'estomac vide, il rejette encore des matières liquides, claires, glaireuses, aigres, très rarement verdâtres.

Uné fois les aliments vomis, la crise cesse, et dès le lendemain le malade mange d'un excellent appétit, digère aisément, et ressent à peine quelque embarras des souffrances des jours précédents. Mais à mesure que le mal s'aggrave, malgré les médications variées et énergiques employées par notre honorable confrère M. Bertrand, de Cognac, les jours qui suivent l'accès s'accompagnent de quelques malaises, fatigues, renvois aigres, acides, sensibilité à l'épigastre, digestion longue, douloureuse.

Au mois de septembre 1861, survient un nouveau symptôme bien plus inquiétant, s'il s'était reproduit. Un jour de crise, les vomissements ne venant pas assez vite le soulager, il enfonce son doigt dans la gorge pour les provoquer; peu après, il rejette un demi-litre de matières liquides, noirâtres, couleur chocolat. Son médecin lui défendit de refaire la même manœuvre ; ce vomissement particulier ne se renouvela pas, ce qui pourrait faire supposer jusqu'à un certain point que peut-être le malade en aurait été la cause première, en enfonçant profondément son doigt dans la bouche, et en éraillant la muqueuse ou quelque vaisseau capillaire un peu gros.

Un mois après ce dernier accident, les vomissements ont complètement disparu; mais il reste tous les autres symptômes de la gastralgie. En général, sur trente jours il y en a dix pendant lesquels M. D. dévore et digère sans peine; les crises reviennent le plus souvent par série de deux à quatre jours, avec des intervalles de un à deux jours.

A l'examen local, on trouve : point douloureux situé au dessus et à gauche de l'ombilic; la pulpe du doigt le recouvre. Le ventre est souple, normal; pas de trace de tumeur; le teint est tout à fait normal.

M. Bertrand l'a soumis pendant vingt-deux ans à une médication énergique et variée, qui n'a pas produit de grands résultats; les cautères sur l'épigastre et le régime froid n'ont pas encore été essayés.

Voici la consultation de notre confrère M. Labat :

« Hypertrophie musculaire du pylore, suite de contractions spasmodiques.

» Je conseille :

» 1° Bi-carbonate de soude à la dose de 5 grammes par jour dans une bouteille d'eau. En prendre pendant huit jours et se reposer autant de temps.

» 2° Régime lacté pendant trois mois.

» 3° Deux cautères à l'épigastre.

» 4° Je crois que l'hydrothérapie serait très utile au malade. Une saison à Vichy serait aussi très avantageuse ; et si le malade ne peut faire que l'une de ces deux choses, je l'engagerai préférablement à aller à Vichy.　　　» Signé : Dr LABAT.

» 4 avril 1862. »

Le malade, étant tout rendu, essaie d'abord le traitement hydrothérapique.

Il est soumis aux prescriptions suivantes : les trois premiers jours, douches générales à 34°, 30°, 25°, en jet brisé, dirigées sur tout le corps et spécialement sur l'épigastre, pendant quatre, trois, deux minutes. Les trois jours suivants, on abaisse la température de l'eau successivement à 20°, 15°, 12°, et la durée de la douche n'est plus que d'une minute et demie. Les jours suivants, on continue les douches à cette dernière température. Le malade prend le matin, douche en pluie moyenne sur tout le corps pendant 15 secondes, douche forte en jet dirigée sur les membres et le long de la colonne vertébrale pendant 1 minute, douche à épingles dirigée exclusivement sur le creux de l'estomac pendant 15 à 30 secondes; le soir, douche en cercle pendant 1 minute, suivie d'une immersion dans la piscine, avec douche en lame dirigée alternativement sur le dos, les reins et l'épigastre pendant 15 à 30 secondes. Un verre d'eau froide matin et soir, avant les douches.

Le traitement est commencé le 4 avril ; le 8, les douleurs gastralgiques ont diminué ; le 12, elles sont très faibles ; le 15, elles ont disparu. Le traitement est continué pendant un mois. Notre confrère M. Labat a la bonté de constater ce rapide résultat. J'ai des nouvelles directes du malade à la fin de juin ; la guérison s'est bien maintenue jusqu'à ce jour ; l'appétit est excellent, les digestions faciles et jamais douloureuses. J'apprends encore, en 1865, la persistance de cette guérison, obtenue sans le secours d'aucune autre médication que l'hydrothérapie.

Il ne faudrait pas conclure de ce fait seul, que cette méthode réussit toujours aussi bien, et surtout aussi rapidement dans tous les cas de ce genre. Je dirai même que l'exemple précédent est une exception. En général, l'hydrothérapie exige un traitement plus long dans les cas de gastralgie, d'entéralgie anciennes ; elle agit aussi vite que chez M. D., lorsqu'elles sont de date récente. L'exposé des procédés hydriatriques employés chez M. D. peut servir de type dans le traitement hydrologique des affections nerveuses de l'estomac et des intestins ; on y joint souvent avec avantage l'emploi de la serviette mouillée appliquée nuit et jour sur l'épigastre ; ici, elle n'a pas été nécessaire.

1 cas de *dyspepsie flatulente avec hypocondrie :* 1 forte amélioration.

Il a été dit déjà que dans les altérations fonctionnelles de sécrétion des voies digestives, l'hydrothérapie ne suffisait pas seule à guérir ; les eaux alcalines remplissent mieux et plus complètement les indications ; l'hydrologie n'en est qu'un simple adjuvant, qui prépare très bien le malade pour la saison thermale qui suit. Toutefois, une réserve à cause de l'hypocondrie, cette dernière étant presque toujours très bien modifiée par les douches simples. Le traitement hydrothérapique est le même que dans la gastralgie ; on y joint avec avantage le bi-carbonate de soude en boisson.

. 1 cas d'*atonie des voies digestives, avec colite chronique ancienne :* 1 amélioration ; — adressé par M. Moulinié, de Bordeaux.

On pourrait comprendre dans cette classe les dyssenteries chroniques des pays chauds.

Il y a des exemples dans les années qui suivent ; ils seront cités en temps et lieu.

En général, l'hydrothérapie agit, dans la plupart de ces cas, à titre de simple adjuvant des moyens pharmaceutiques. Cependant, elle peut seule réussir dans certaines vieilles dyssenteries dans lesquelles on a épuisé à la longue l'action de tous les remèdes intérieurs.

En stimulant la peau, en réveillant l'action organique de cette membrane, surtout en rétablissant ses fonctions, elle tonifie le sujet, ramène un peu de force, d'appétit, et elle facilite secondairement l'action des modificateurs locaux.

On doit employer, dans ces diverses affections, des douches essentiellement toniques et excitantes, douche en jet brisé et très courte, précédées de sudations aromatiques légères ; les douches en pluie, en cercle, la piscine, sont rarement utiles, quelquefois nuisibles au début du traitement. C'est ici le cas, ou jamais, de panser l'abdomen avec la compresse mouillée ; ce moyen agit très bien lorsqu'il est appliqué avec soin, ce qui est rare ; on joindra aux moyens précédents des bains de siége tempérés (28°) prolongés (demi-heure à une heure).

1 cas de *congestion sanguine chronique du foie :* 1 amélioration ; — adressé par M. Moussous.

L'insuccès relatif tient ici à ce que le malade a cessé le traitement hydrothérapique au bout de deux semaines. Nous disons à dessein *insuccès relatif,* parce que la congestion sanguine chronique du foie guérit dans la très grande majorité des cas, quelle que soit sa cause première et son ancienneté.

4

C'est là un des grands succès de l'hydrothérapie, succès reconnu presque dès la vulgarisation de cette méthode, et sur lequel il serait banal d'insister. Il est, du reste, un moyen facile de s'en convaincre : il suffit de percuter avant et après une douche en jet dirigée sur l'organe pendant 15 secondes à 5 minutes.

On développe par ce moyen l'action *décongestive* et *résolutive* de l'hydrothérapie.

Cet effet est encore plus apparent sur la rate ; la texture spongieuse de cet organe se prête plus aisément à de plus grandes amplitudes de retrait et d'accroissement. Au son produit par la douche dirigée sur la région splénique, on constate ce retrait graduel pendant l'opération même. Nous reviendrons sur ce point au paragraphe consacré aux fièvres intermittentes.

Le précédent compte-rendu contient des faits détaillés de congestions du foie guéries par les douches. Nous avons en ce moment un de nos confrères atteint de cachexie paludéenne, avec engorgement du foie et de la rate, adressé par M. Lanelongue ; il a pu lui-même constater les effets rapides de l'hydrothérapie.

Cette méthode a encore été conseillée par Abeille et Bouchardat, particulièrement dans le diabète et l'albuminurie ; il n'y a pas de cas de ce genre à signaler cette année. Les résultats recueillis chez ceux observés depuis, ne nous ont pas encore complètement édifiés sur l'utilité de l'hydriatrie simple dans ces maladies. Cette méthode ne pourra jamais être employée qu'à titre de simple adjuvant à tous les autres moyens.

§ VII

Les maladies de la 7e classe sont celles des voies génito-urinaires chez l'homme et chez la femme. Elles sont au nombre de 11, dont 3 appartenant au sexe féminin.

L'âge de ces malades a oscillé entre 12 et 40 ans, en moyenne 27,81.

Le traitement a été de 6 jours à 9 semaines, en moyenne 4,60.

Les résultats sont :

Guérisons, 6; fortes améliorations, 1; améliorations, 2; insuccès, 1; malades n'ayant pas continué les douches, 1.

D'où les proportions suivantes sur 10 malades :

Guérisons, 60 0,0; fortes améliorations, 10 0/0; améliorations, 20 0,0; insuccès, 10, 0,0.

Les maladies de cette classe, observées du 1er juillet 1860 au 31 décembre 1862, s'élèvent à 46, dont 16 appartenant au sexe féminin.

L'âge de ces malades au moment du traitement était de 12 à 45 ans, en moyenne 32,19.

La durée du traitement hydrothérapique a été de 3 jours à 13 semaines, en moyenne 5 semaines 80 centièmes.

Les résultats hydrothérapiques ont été :

Guérisons, 25; fortes améliorations, 6; améliorations, 9; insuccès, 2; malades n'ayant pas continué les douches, 4.

D'où les proportions suivantes pour les 42 malades ayant suivi le traitement hydrothérapique :

Guérisons, 59,52 0/0; fortes améliorations, 14,28 0/0; méliorations, 21,43 0/0; insuccès, 4,77 0/0.

Des 3 malades du sexe féminin appartenant à cette classe, 2 étaient atteintes d'affections utérines.

Les lésions de la matrice et les irrégularités de la menstruation, l'aménorrhée, les dysménorrhées, sont souvent soulagées et quelquefois guéries par l'eau froide.

L'action tonique et reconstitutive de la douche en agissant sur la composition du sang, influe directement sur la menstruation. Cette action, s'étendant également au système nerveux, double ainsi ses effets dans le rappel ou la régularisation de cette importante fonction.

L'état congestif des organes du petit bassin, ovaire, utérus, annexes, qui précède, accompagne ou suit si fréquemment les règles, est énergiquement combattu par les bains de siége à épingles, la douche en jet et en cercle. Toutes ces douches doivent être froides, fortes et courtes (30 secondes à 2 minutes.)

Il est souvent très utile chez les personnes lymphatiques, réagissant mollement, de faire prendre la douche écossaise 6 à 8 jours avant l'époque présumée de l'arrivée des règles. On dirige cette douche spécialement sur les reins et les membres inférieurs. Lorsqu'on a affaire à une aménorrhée ou à une dysménorrhée rebelle, on continue cette douche jusqu'à ce que l'époque d'arrivée des règles soit passé depuis 4 à 5 jours; et si alors ces dernières n'ont pas paru, on reprend les douches toniques reconstitutives, sauf à prescrire de nouveau la douche écossaise 8 jours avant l'époque suivante. Il est rare qu'on ne soit pas assez heureux pour réussir après une ou deux époques menstruelles; cependant, il y a des exemples du contraire.

Ici se présente une question souvent posée par les malades et les médecins : Faut-il continuer ou s'abstenir de douches pendant la période menstruelle? Fleury, Priessnitz avant lui, ne faisaient pas interrompre; ils se bornaient à suspendre

les grandes douches, les immersions et les bains de siége;
ils les remplaçaient par de légères lotions générales, où des
douches en jet bien brisé. Si la menstruation est peu abondante, difficile, on dirige particulièrement la douche sur le
cercle inférieur; si elle dépasse la moyenne, qu'elle devienne
un danger, on détermine un effet révulsif, décongestif, en la
dirigeant exclusivement sur le haut du corps.

Nous avons expérimenté et contrôlé les faits avancés par
eux. Les résultats de cette pratique spéciale, insolite même
aux yeux d'un grand nombre, n'ont été, ni toujours défavo-
rables, ni complètement favorables. Dans un certain nombre
de cas, les règles ont suivi leur cours habituel et les malades
s'en sont bien trouvés; dans d'autres, la menstruation a subi
un temps d'arrêt, ou elle a été supprimée momentanément.
De ces derniers malades, les uns n'ont ressenti aucune influence fâcheuse de ce trouble apporté dans la fonction catha-
méniale; elle a été suivie chez quelques autres d'un peu de
fatigue, de légères douleurs lombaires, de pesanteur dans le
bas-ventre; jamais il n'y a eu d'accidents sérieux. Si, chez
certaines d'entre elles, la peur, l'appréhension qu'elles ressen-
taient pouvaient expliquer ce fait tout aussi bien que la
douche; chez d'autres, à coup sûr, parfaitement rassurées,
peu accessibles à la crainte, cette dernière était seule cause
du trouble apporté.

En résumé, nous ne conseillons pas toujours l'hydrothérapie pendant la période menstruelle, à moins que les malades
ne la réclament, ou qu'elle n'ait été déjà prescrite antérieurement.

Les précédents comptes-rendus contiennent des faits d'aménorrhée et de dysménorrhée guéris ou améliorés. Il en a été
observé depuis lors un assez grand nombre pour admettre
ce fait, à savoir : que l'hydrothérapie agit beaucoup, soit
comme médication principale, soit comme adjuvant du fer

et du quinquina, dans le rétablissement de la fonction menstruelle. Cet effet a toujours lieu d'une manière plutôt indi-
recte que directe, par suite de la reconstitution générale de
l'économie. Il ne faut pas perdre de vue ce point particulier,
et ne jamais trop insister localement pour ramener le cours
des règles; on s'exposerait à provoquer des congestions utérines passives ou actives qui fatigueraient inutilement.

Voici un fait d'affection utérine, de gastralgie et de névropathique qui pourra servir d'exemple à l'appui des préceptes
exposés précédemment; il appartient à l'année 1863 :

Obs. XVII. — Mme X., trente-huit ans, tempérament très nerveux, constitution faible, adressée à Longchamps par M. Denucé,
le 28 mai 1863.

Cette malade a eu trois grossesses sans aucun accident à la
suite. Depuis une quatrième, survenue il y a six ans, les phénomènes actuels se sont développés.

Madame est gastralgique au suprême degré. La lésion stomacale,
qui paraît être une des particularités importantes de l'état névropathique général, se traduit par une paresse digestive extrême,
une sensibilité vive de l'organe digestif.

Outre ces accidents, il existe un état chloro-anémique accompa-
gné d'un singulier trouble de la menstruation : de fin décembre à
fin juin, Mme X. est régulièrement menstruée. De cette dernière
époque à fin novembre, les règles cessent complètement, et elles
sont remplacées par des hémorrhoïdes fluentes. Ces dernières
datent de quinze ans; mais elles ne donnent considérablement que
depuis six ans, époque à laquelle a commencé le trouble cathamé-
nial. Ce flux sanguin, quoique remplaçant les menstrues, ne subit
pas une marche croissante et décroissante périodique comme ces
dernières.

MM. Trousseau et Bouillaud ont conseillé l'hydrothérapie
avant toute autre médication. M. Denucé, consulté à son tour,
fut du même avis, et adressa la malade à Longchamps.

Sous l'influence d'un traitement hydrothérapique suivi pendant 4 mois, de juin en septembre, les règles n'ont plus disparu comme les années précédentes. Malheureusement, malgré ce rétablissement de la menstruation, l'état névropathique et gastralgique de Mme X. ne s'est nullement amélioré, comme on était en droit de l'espérer après ce premier résultat obtenu ([1]).

On a eu recours dans ce cas, suivant les préceptes émis précédemment, à la douche écossaise (douche chaude et froide alternativement), appliquée 8 jours avant chaque époque menstruelle, et dans l'intervalle aux douches toniques en pluie et en jet.

Il y aurait beaucoup à dire à cette occasion sur la *douche écossaise,* si utile non seulement dans ces cas, mais encore dans les névralgies, les rhumatismes chroniques, les affections physiques ou fonctionnelles de la moelle, de l'encéphale et du grand sympathique. Elle possède une action révulsive « *suis generis* » qu'on ne retrouve à un si haut degré dans aucun autre procédé hydrothérapique.

([1]) Ces lignes étaient écrites lorsque notre confrère, M. Denucé, a eu la bonté de nous donner des nouvelles de la malade. Les accidents gastralgiques du début se trouvent avoir peut-être été le prélude d'une lésion organique de l'estomac, qui semble aujourd'hui non avérée, mais imminente. Ceci explique suffisamment l'insuccès de toutes les médications, pharmaceutiques, eaux minérales, hydrothérapie, auxquelles la malade a eu recours pendant six années. Il est d'autant plus utile de mentionner l'incident nouveau de cette observation, que déjà des faits analogues ont été observés à Longchamps. Nous avons vu chez trois malades, qui paraissaient atteints de simples accidents gastralgiques, et chez lesquels l'hydrothérapie avait complètement échoué, des lésions organiques de l'estomac survenir et les emporter: Aussi, serions-nous presque tenté de poser la règle suivante, à savoir : que chez tout gastralgique non atteint de dyspepsie franche, et chez lequel l'eau froide n'agit pas, il existe primitivement, ou il doit survenir secondairement, une lésion organique dont les premiers accidents fonctionnels sont les signes avant-coureurs et certains.

M. Fleury, n'ayant pas eu cet important appareil à sa disposition, a laissé une lacune considérable dans tous ses ouvrages consacrés à l'hydrothérapie. Aussi comprend-on difficilement, et malgré sa valeur scientifique en hydriatrie, valeur que nous avons toujours été l'un des premiers à reconnaître, que notre savant confrère ait pu pousser l'illusion jusqu'à croire, ou plutôt à dire, que l'hydrothérapie est complète de par son fait seul, et que, depuis lui, on n'a rien fait qui mérite une simple mention; lui seul et M. Tartivel sont capables de continuer l'École de Bellevue, et, hors d'eux, il n'y aurait plus que des ignorants ou des industriels. Ces mots sont un peu vifs; mais ce qui vaut mieux encore, c'est de faire observer à M. Sales-Girons que l'hydrothérapie ne s'est bouché ni les yeux ni les oreilles pendant son séjour en Belgique et à Schwalheins. — Cela prouverait, soit dit en passant, que, lui parti, l'hydrothérapie aurait périclité, n'aurait plus existé en France. Nous savons bien qu'un établissement avait subi un grand échec par suite de son départ; mais nous ignorions que la méthode hydrothérapique eût rien à voir dans une telle question industrielle.

M. Fleury met le comble à ses aménités, envers de modestes confrères, quand il dit encore que l'hydrothérapie ne peut plus exister que dans l'enseignement clinique, dans les salles de balnéation des hôpitaux, ou bien encore à domicile, comme il se propose de le démontrer dans la prochaine édition de son *Traité pratique et raisonné d'hydrothérapie rationnelle.* « Et vous voyez, ajoute-t-il, qu'en émettant cette assertion, je suis personnellement aussi désintéressé que peut l'être votre correspondant inconnu, réel ou fictif. » [1]

Personne n'ignore que la *douche écossaise* joue un grand rôle dans la plupart des eaux minérales appliquées *extérieu-*

[1] Le journal la *Revue médicale,* nᵒ du 15 avril 1866, p. 392 et suiv.

rement. Elle est assez compliquée, d'un maniement difficile ; elle exige une quantité considérable d'eau chaude élevée à une grande hauteur. De là, son absence dans une foule d'installations hydrothérapiques indignes de ce nom.

Les *déviations utérines* jouent un grand rôle dans la pathologie de la femme. A tous les moyens conseillés, joignons-y l'hydrothérapie, avec cette réserve, c'est qu'elle ne parviendra pas mieux à redresser l'organe que tous les autres agents conseillés usuellement ; mais elle aidera à détruire, ou du moins à modifier avantageusement l'économie entière, si souvent atteinte dans ces affections, et l'état local : engorgement de l'organe, relâchement des ligaments.

Les lésions du col : érosions, ulcérations, sont difficilement atteintes par les douches. Il faut presque toujours commencer par les traiter à l'aide des modificateurs locaux : nitrate d'argent, perchlorure de fer, teinture d'iode, caustique de Filhol, fer rouge, avant de procéder à un traitement hydrothérapique, qui, sans cela, pourrait très bien échouer, comme un exemple placé sous nos yeux l'a prouvé surabondamment. Toutefois, il est juste d'ajouter le correctif suivant : il arrive parfois que de jeunes femmes, fatiguées outre-mesure par des cautérisations trop nombreuses, sont en proie à des accidents nerveux généraux de l'intellect : lypémanie, hypocondrie légère. Les lésions locales elles-mêmes finissent quelquefois par résister. Dans ces cas, comme un exemple récent l'a démontré péremptoirement, l'hydrothérapie réussit à achever la guérison des accidents locaux, et à guérir les complications nerveuses qui en sont la suite.

La personne à laquelle il est fait allusion pour appuyer ce dire, fut adressée à l'établissement hydrothérapique de Bordeaux l'année dernière, au mois de mars, par M. Nélaton et M. Régnier (de Blaye), parent de la malade.

Obs. XVIII. — Mme X., trente-deux ans, tempérament nerveux, constitution faible, a eu un premier enfant en janvier 1862. Grossesse et couches heureuses. Un deuxième enfant au mois d'août 1863. Accouchement pénible; l'enfant meurt au bout de trois heures. La poche des eaux s'était rompue douze jours avant; néanmoins, l'accouchement se fit assez vite.

A peine relevée, Mme X. éprouve des douleurs dans les lombes, à l'hypogastre et au niveau des ovaires. Pertes blanches abondantes.

M. le Dr Clauzure l'examine; il constate des granulations et des ulcérations sur le col; il fait une série nombreuse de cautérisations au nitrate d'argent. Les ulcérations disparaissent, les granulations persistent.

L'année suivante, les symptômes de l'affection utérine persistent toujours. Notre confrère amène la malade à Saint-Sauveur. Sous l'influence de l'action bien peu excitante de ces eaux, des accidents de lypémanie se déclarent; ils sont précédés d'une surexcitation extrême.

La malade quitte cette station au bout de vingt jours. Rentrée chez elle, M. Clauzure reprend de nouveau, un peu plus tard, les cautérisations au nitrate d'argent; mais les accidents locaux continuent, et la lypémanie faisant de rapides et sérieux progrès, on va à Paris, à la fin de 1864, consulter M. Nélaton. Notre illustre confrère, après avoir constaté qu'il n'existait plus que des granulations rares et légères, conseille de cesser complètement les cautérisations, et de recourir à l'hydrothérapie, faite dans un établissement convenable et sous la direction du médecin lui-même.

Cette consultation n'est pas acceptée par M. Clauzure, qui a recours encore à la cautérisation. Cette fois, il emploie le fer rouge. La malade n'étant pas mieux, consulte M. Régnier (de Blaye), son parent. Ce dernier insiste à son tour sur l'hydrothérapie, et nous l'adresse. La malade rentre à Angoulême. M. le Dr Clauzure se décide enfin à recourir à cette médication. Il fait faire de l'hydrothérapie à domicile. La malade n'obtenant aucun effet de ce mode d'application de l'eau froide, vient quinze jours après à Longchamps. A l'examen local, on trouve à peine quelques granulations insignifiantes.

En revanche, l'état général est assez sérieux : il existe des accidents d'hypocondrie lypémaniques avancés, s'accompagnant de l'anémie générale des affections utérines décrite par Becquerel. Mme X. ne veut plus voir ni son enfant, ni son mari. Elle pleure constamment, s'inquiète de tout, et soupçonne tout le monde de lui vouloir du mal. L'appétit est nul, et il existe une constipation opiniâtre; les règles marchent régulièrement, mais peu abondamment.

Elle est soumise au régime suivant : le matin, douches générales en pluie et en jet, froides et courtes (30 secondes), précédées d'un bain de siége à épingle de deux minutes, et d'une douche utérine de dix minutes.

Ces diverses douches sont données tièdes au début; plus tard, froides. Le soir, mêmes douches, suivies d'une immersion de quelques secondes, dans la piscine, avec la douche en lame.

Ce traitement est continué pendant huit semaines. Au bout de ce temps, l'état mental est légèrement amélioré, et les quelques granulations qui existaient encore au moment du traitement ont disparu.

Mme X. se repose chez elle pendant deux mois. Au bout de ce temps, elle se rend aux bains de mer, et elle en revient complètement guérie. Aujourd'hui, elle est enceinte; la grossesse marche très bien, nous dit son mari, et la santé est des plus florissantes.

Nous n'avons relaté tous les incidents antérieurs au traitement hydrothérapique avec autant de détails, que pour démontrer pratiquement qu'il est sage quelquefois de ne pas insister outre mesure sur le même moyen. De même, au lieu de continuer indéfiniment le traitement hydrothérapique, avons-nous conseillé de le faire suivre des bains de mer; le changement d'air, les distractions du voyage ont encore aidé à terminer cette belle guérison, difficilement obtenue, il faut en convenir.

Personne n'ignore que l'un des obstacles les plus fréquents à la conception sont les accidents locaux, ayant pour siége l'organe utérin et particulièrement le col et les orifices.

Mais, souvent, à cette cause vient se joindre un véritable

état de faiblesse organique générale et locale, dont on retrouverait peut-être l'analogue dans les irrégularités de la fonction menstruelle.

Nous avons cru remarquer, à diverses reprises, que des dames qui n'avaient jamais été enceintes ou qui ne l'avaient pas été depuis longtemps, avant un traitement hydrothérapique, le devenaient presque aussitôt après.

Les unes étaient atteintes de lésion locales de l'utérus, les autres d'une simple chloro-anémie, dont les causes étaient très diverses. Parmi elles, deux avaient plus de quarante-cinq ans, et l'une d'elles n'avait pas conçu depuis huit ans.

Ces cas étaient-ils de simples coïncidences ou bien avaient-ils une origine réelle? Le fait avait été noté lorsqu'il nous était connu, mais sans y attacher grande importance.

OBS. XIX. — Mais un jour, il nous est donné d'observer une femme jeune encore, trente-six ans, qui, mariée depuis dix-sept ans, n'avait jamais eu d'enfant ni été enceinte. Elle était venue se faire soigner pour une chloro-anémie avec névralgie sus-orbitaire très rebelles; il y avait en outre une dysménorrhée.

Sous l'influence de l'eau froide, ces divers accidents s'amendent considérablement, moins la dysménorrhée. Un jour, elle fait observer que sa taille épaissit considérablement; on n'y attache aucune importance. Quelques semaines après, même observation de sa part. Le soupçon d'une grossesse possible nous vient à l'esprit; mais comment le contrôler? Les règles ont toujours été très irrégulières; elle passe souvent quatre et cinq mois sans écoulement menstruel. Cependant, après un examen rapide, nous admettons le fait comme possible. A ce moment, l'état de santé est parfait. Quelques semaines après, un nouvel examen, d'un confrère parent de la malade, et de M. Rousset, confirme l'existence de cet état intéressant. Mme X. était enceinte depuis quatre mois et demi; elle venait, depuis plus longtemps encore, prendre les douches deux fois par jour; elle faisait, avant et après chaque séance hydrothérapique, une longue marche à pied sans fatigue.

Nos confrères décident qu'il est urgent de cesser cette médication. Les quinze jours qui suivent la cessation du traitement hydrolhérapique se passent bien. Alors survient une petite métrorrhagie qui effraie beaucoup la malade. L'accident s'arrête; mais elle est condamnée à garder la position horizontale jusqu'après ses couches. Ces dernières ont été très heureuses; il est venu un gros garçon plein de vie.

Ne pourrait-on supposer que cette interruption brusque d'une médication, qui a pour effet le plus général de déterminer presque toujours une suractivité dans la circulation capillaire cutanée, ne soit pas cause de l'accident relaté plus haut? N'a-t-il pas pu se produire alors une congestion utérine en vertu d'une rupture d'équilibre dans la circulation générale survenu en l'absence des douches? C'est une simple vue de l'esprit; mais toujours est-il que, dans une autre circonstance, nous avons fait continuer les douches à une jeune dame enceinte, jusqu'à la fin de son huitième mois, avec tout avantage pour la mère et pour l'enfant (¹).

Cette observation, à peine esquissée dans ce travail, a été envoyée à la Société de Médecine de Paris, qui a daigné nous conférer, à cette occasion, le titre honorable de membre correspondant. Nous nous proposons de la reprendre et de la joindre à quelques autres pour en faire l'objet d'une étude plus spéciale.

(¹) Cette manière de voir trouve sa confirmation dans le fait suivant : Lorsque les ouvriers qui travaillent dans l'air comprimé, pour la pose des piles des ponts tubulaires, viennent à passer à l'air libre trop brusquement, il y a une rupture subite d'équilibre entre la tension artérielle et la contractilité capillaire, et il en résulte parfois des hémorrhagies internes, particulièrement du côté de la moelle. Il faut, pour éviter ces accidents, donner le temps aux nerfs vaso-moteurs de développer leur action, d'augmenter l'effort de contraction du réseau capillaire, effort qui lutte à chaque instant contre l'impulsion cardiaque, pour remplacer la pression atmosphérique qui vient à faire défaut. — Voir à ce sujet les recherches intéressantes de Pravas, de Tabarié, de Longet (Traité de Physiologie), et dans la thèse remarquable de M. Barel de Pontevès. Paris, 1864, p. 61 et suiv.

Faute d'espace, il faut énumérer brièvement les affections des voies génito-urinaires observées chez l'homme et traitées pendant l'année 1862.

Il y a huit observations dont :

3 cas *de faiblesse génitale, suite d'excès ou de blennorrhagie répété ;* guérison, 1 ; forte amélioration, 1 ; amélioration, 1.

En général, l'hydrothérapie réussit assez bien à réveiller, à ramener les forces génitales épuisées ; malheureusement, la patience de cette catégorie de malades est rare ; aussitôt mieux, ils se hâtent souvent de recommencer leurs excès.

Le traitement consiste surtout dans l'application de douches générales dirigées spécialement sur les reins et le long de la colonne vertébrale, et de douches locales sur le périnée ; ces dernières ont pour but d'agir sur l'engorgement prostatique, qui existe quelquefois, ou sur la spermatorrhée, cause fréquente de l'impuissance.

1 cas *de prostatite aiguë, suite de blennorrhagie très aiguë et cordée.*

Il existait, chez ce malade, des érections nocturnes extrêmement douloureuses ; elles disparurent dès la première *douche périnéale.* L'hydrothérapie n'avait été appliquée que dans ce but particulier ; l'affection blennorrhagique aiguë n'étant pas par elle-même de son ressort.

La douche qui vient d'être nommée a une action toute spéciale dans toutes les érections anormales ; témoin ce cas cité précédemment, p. 9, Observ. X.

On en trouvera un autre assez curieux au dernier chapitre de ce travail. Mais son triomphe est dans la blennorrhagie cordée. Déjà, à trois reprises, elle a agi dans l'espace de 12 à 48 heures au plus, alors que ni le camphre, ni l'opium, ni les grands bains prolongés n'avaient amené le moindre soulagement.

Cette douche est dirigée sur la région périnéale. Pour ce

faire, le malade s'asseoit dans un bain de siége, écarte les cuisses et relève les bourses. Dans cette position, il part, de la paroi antérieure du bain, un jet d'eau de 1 à 2 centimètres de diamètre, douée d'une impulsion modérée (équivalente à une chute d'eau de 1 à 2 mètres de hauteur) se dirigeant horizontalement, et venant frapper la portion moyenne et profonde de l'urètre et les tissus environnants. Cette douche s'administre à jet continu pendant un espace de temps qui varie de 10 à 30 minutes, et à la température de 30 à 12°, suivant les cas.

Aucun ouvrage d'hydrothérapie ne fait mention de cet appareil et de ce mode de traitement spécial, propre à toutes les affections des voies génito-urinaires de l'homme. A vrai dire, il faut, pour en user, disposer d'une très grande quantité d'eau chaude et d'eau froide; car il passe de 50 à 100 litres d'eau en une minute par cet appareil; ce qui constitue une consommation de 10 à 30 hectolitres d'eau pour chaque malade.

Notre célèbre confrère, M. Fleury, que nous avons cité précédemment, n'en dit mot. Il se borne à propos de la spermatorrhée à conseiller les douches froides générales, révulsives et toniques, les bains de siége à eau dormante, ou courante, les demi-emmaillottements, et les compresses ([1]). Encore dans ce traitement n'indique-t-il ni la durée des douches, des bains, ni leur point d'application, ni leur température. Mais j'oubliais que, pour M. Fleury, toute l'hydrothérapie se borne à l'emploi exclusif de l'eau froide et à la lampe à alcool de Dzondi. Singulière manière de prouver que l'hydrothérapie est complète avec ces deux moyens, et qu'on n'a plus rien à lui adjoindre, rien à changer, à perfectionner après ce qu'on a écrit et fait soi-même.

([1]) *Traité pratique et raisonné d'hydrothérapie*, 2° édition, 1856, page 466.

M. Fleury est resté ici si loin du fait réel, qu'il est impossible de traiter sérieusement les affections des voies génito-urinaires chez l'homme sans la douche périnéale, et qu'à choisir, j'aimerais mieux me priver de toutes les autres que de celle-là lorsqu'il s'agirait d'agir dans une de ces affections.

1 cas de *diathèse urique avec douleurs rénales sourdes,* adressé par M. Bitot. L'administration des eaux alcalines ne peut être remplacée ici par l'hydrothérapie ; il faut de toute nécessité y recourir pour arriver à un résultat que l'eau froide seule ne peut qu'ébaucher.

3 cas de *spermatorrhée avec ou sans accidents nerveux,* adressés par MM. Bonnefin, Oré et Vovard. Guérisons, 3.

Cette affection guérit presque toujours par l'hydrothérapie, à la condition d'en user pendant deux à quatre mois ; sinon, il vaut mieux renoncer à un essai de deux à trois semaines, parce qu'il serait presque toujours infructueux.

La douche périnéale est la base du traitement. Suivant la nature de la spermatorrhée sthénique ou asthénique, et les causes générales qui y ont donné naissance, on emploie de l'eau chaude, tiède ou froide, et pendant une durée de 5 à 15 minutes. Aux douches périnéales froides, fortes et courtes correspond l'action excitante, aux douches longues et tièdes, l'action calmante et sédative. Les douches générales agissent en tonifiant l'économie et en réveillant, en régularisant l'action nerveuse générale.

La spermatorrhée est une affection que nous avons eu très souvent occasion de traiter ; pour les cinq semestres du 1er juillet 1860 au 31 décembre 1862, il y a eu 17 cas, qui ont donné : guérisons 14, soit 82.35 0/0 ; fortes améliorations 2, soit 11.76 0/0 ; amélioration 1, soit 5.89 0/0. Il n'y a pas eu un seul insuccès, ce dont nous croyons être parfaitement sûr. Les années suivantes, 1863, 64, 65, ont donné des résultats analogues qui seront publiés plus tard.

En résumé, cette classe de malades donne souvent de beaux succès; et pour les affections utérines, ils seraient plus fréquents si tous les malades comprenaient qu'un traitement hydrothérapique ne réussit dans ces cas, comme tout autre médication, que tout autant qu'on évite les efforts, des marches trop longues, l'usage de la voiture, et bien d'autres excès.

CHAPITRE IV.

3ᵉ Série.

8ᵉ Classe. — *Des affections articulaires et musculaires. (41 Observations.)*

S'il est une classe d'affections dans laquelle l'hydrothérapie est largement indiquée, c'est celle des maladies des systèmes musculaires et articulaires.

Tous les auteurs s'accordent à reconnaître une efficacité incontestable à l'hydrothérapie dans les *maladies rhumatismales* et dans un grand nombre d'affections locales des jointures, telles que les *arthrites simples, sub-aiguës ou chroniques;* l'*hydarthrose,* les *tumeurs blanches,* les *roideurs articulaires,* les *entorses* et les *engorgements cellulaires chroniques,* succédant à des traumatismes graves des appendices.

Les belles recherches de Bonnet (de Lyon) à ce sujet, consignées dans son *Traité des Maladies des articulations,* seront toujours une démonstration évidente du pas considérable qu'a fait la thérapeutique chirurgicale, du jour où elle a franchement recouru à l'emploi hydrothérapique de l'eau ([1]).

Il y a plus de quarante ans que Percy s'écriait : « Si l'on

([1]) *Traité des Maladies des articulations,* par Bonnet (de Lyon), t. I, p. 418, 426, 442 et suiv. Paris, 1845.

m'avait privé d'eau pour le traitement des traumatismes, j'aurais renoncé à la chirurgie des armées ([1]). »

Rapou, il y a déjà longtemps, avait fait pressentir les beaux résultats qu'on pouvait tirer de l'emploi raisonné des bains d'étuves, suivis de douches à température variée, dans les douleurs rhumatoïdes, erratiques; les rhumatismes partiels, le lumbago, l'arthrite, le torticolis, les névralgies sciatiques, etc. ([2]).

Schedel, dans son admirable Traité sur l'hydrothérapie, s'exprime ainsi au sujet des affections rhumatismales : «Enfin, tout en reconnaissant que l'hydrothérapie n'est pas un spécifique contre le rhumatisme, je crois que c'est le meilleur remède qu'on puisse lui opposer, pourvu qu'il soit mis en usage par une main prudente et exercée. Pour ma part, je n'hésiterais pas à m'y soumettre, si le rhumatisme ou la goutte venaient à m'atteindre ([3]). »

L'emploi de cette méthode de traitement dans la goutte a donné également des résultats inattendus. « Mais, dit Becquerel, que de préjugés règnent encore parmi la plupart des médecins, et ont empêché beaucoup de goutteux de se soumettre à l'hydrothérapie ([4])! »

Jusqu'ici, plusieurs cas de ce genre, traités à *Longchamps,* ont donné des guérisons ou tout au moins de grandes améliorations. Jamais il n'y a eu le plus petit, le plus léger accident à déplorer; nous ne pensons pas qu'il en soit autrement ailleurs, toutes les fois que l'hydrothérapie n'est pas indignement livrée à des mains mercenaires.

([1]) *Dictionnaire des Sciences médicales,* en 60 volumes. Article *Eau-Percy.*

([2]) Rapou, *Traité de la méthode fumigatoire ou de l'emploi médical des bains et des douches de vapeurs,* 2 vol. in-8°. Paris, 1824.

([3]) Schedel, *Examen clinique de l'hydrothérapie,* p. 480. Paris, 1845.

([4]) Becquerel, *Le Progrès médical,* t. II, p. 677.

Mais s'il est donné au praticien qui use de cette méthode de traitement de voir ses efforts couronnés de succès dans la majorité des cas, c'est grâce à une installation hydrothérapique appropriée et complète.

Jusqu'ici, les agents hydriatriques employés dans toutes les classes précédentes, celles des névralgies et des centres nerveux exceptés, exigeaient presque toujours de l'eau à basse température.

Il n'en est plus de même pour les affections des systèmes articulaires et musculaires.

Tout ce que la balnéothérapie la plus parfaite renferme doit être mis en usage. Les températures les plus opposées; l'eau à l'état de vapeur simple ou chargée de principes aromatiques, balsamiques ou d'agents minéraux; les sudations dans le maillot sec ou humide, partielles ou générales; les bains de caisses; les fumigations; les bains d'étuves, dits *bains russes, bains orientaux;* les douches écossaises, chaudes, tièdes, froides, etc…, forment la base de ce traitement hydrothérapique si complexe, si difficile à étudier et à appliquer, même après une longue pratique; car, s'il possède une énergie dont on ne peut se rendre compte que par une pratique journalière, il ne faut pas ignorer que cette énergie même renferme son danger.

Une sudation mal conduite, trop courte ou trop longue; une température trop élevée dans la caisse ou l'étuve, ou sur le fauteuil, peuvent avoir quelquefois de graves inconvénients.

Mais cet aperçu pratique doit avoir un terme. Nous renvoyons le lecteur, pour de plus amples détails, au Mémoire présenté au Congrès de Bordeaux de 1865, à propos de la première question du programme ([1]).

([1]) *Coup d'œil général sur la nature, les causes et le traitement du rhumatisme, et en particulier de l'emploi de l'hydrothérapie dans cette affection;* par Paul Delmas. Paris, 1866. Germer-Baillière, éditeur.

Ce travail contient le traitement hydrothérapique complet de la maladie rhumatismale, et le résumé statistique de tous les rhumatismes observés à *Longchamps* dans une période de cinq années, du 1er juillet 1860 au 30 juin 1865.

L'histoire des cas les plus intéressants ont été rapportés, et, parmi eux, plusieurs appartenant à l'année 1862. En rappelant les chiffres généraux des tables de ce Mémoire, nous éviterons des redites, et la place réservée aux autres affections des systèmes articulaires et musculaires sera plus considérable.

Il a été observé, du 1er juillet 1860 au 30 juin 1865 : 149 malades atteints de rhumatisme articulaire ou musculaire, aigu, sub-aigu ou chronique, généralisé, multiple ou partiel; 9 malades atteints de rhumatismes noueux ou goutteux, et 7 malades atteints de goutte aiguë ou chronique; au total, 165 malades observés, dont 11 n'ayant pas suivi le traitement hydrothérapique un temps suffisant pour qu'on puisse en tenir compte.

Sur les 149 cas de rhumatismes, il y a eu 30 personnes du sexe féminin, soit 20,135 0/0. La durée du traitement a été de 3 à 119 jours, en moyenne 25 jours 418 millièmes pour les 141 malades ayant suivi le traitement hydrothérapique.

Les résultats thérapeutiques ont été sur 149 malades : guérisons, 97; fortes améliorations, 24; améliorations, 12; insuccès, 8; malades n'ayant pas continué les douches, 8.

Sur les 149 rhumatisants ayant suivi le traitement, il y avait : 89 fois la forme musculaire, 60 fois la forme articulaire.

Le rhumatisme *articulaire* se généralise le plus souvent, puisque sur 60 cas, 48 étaient multiples, soit 80 0/0.

Sur ces 48 cas, il y en avait 28 appartenant à la forme aiguë, sub-aiguë, et 26 ayant suivi le traitement, dont :

guérisons, 19; fortes améliorations, 5; améliorations, 1; insuccès, 1; malades n'ayant pas continué les douches, 2. Durée moyenne du traitement : 21 jours 807 millièmes.

Les 20 cas appartenant à la forme articulaire chronique généralisée ont donné : guérisons, 13; fortes améliorations, 3; améliorations, 3; insuccès, 1. Durée moyenne du traitement : 37 jours 450 millièmes.

Des 12 cas de rhumatisme partiel, il y en avait 7 à forme aiguë, dont : guérisons, 5; fortes améliorations, 2. Et 5 à forme chronique, dont : guérison, 3; insuccès, 1; malades n'ayant pas continué, 1.

Le rhumatisme articulaire partiel semble avoir pour lieu d'élection le genou, puisque sur 12 cas, 10 fois l'articulation tibio-fémorale était prise, dont : 4 fois à droite, 2 fois à gauche, et 4 fois aux deux jointures. La durée moyenne du traitement a été, pour ces 10 cas, de 22 jours 400 millièmes.

Le rhumatisme *musculaire* est tout à l'opposé du précédent, presque toujours partiel dans sa forme aiguë comme dans sa forme chronique. Ainsi, il y a eu sur 89 cas, 63 qui étaient partiels, soit : 70,787 0/0.

Le rhumatisme musculaire aigu est plus souvent partiel que le chronique. Exemple : sur 53 cas de rhumatisme musculaire aigu, il y a eu : partiel et forme aiguë, 45 cas; soit : 85,006 0/0.

Sur 36 cas de rhumatisme musculaire chronique, il y a eu : partiel et forme chronique, 18 cas; soit : 50,000 0/0.

Le rhumatisme musculaire partiel affecte presque toujours l'épaule, les reins ou les talons. Ainsi, sur 63 cas de cette catégorie, on trouve :

Rhumatisme de l'épaule, 24 cas, dont : 16 à droite, 6 à gauche, et 2 doubles. De ces 24 cas, 22 seulement ont continué le traitement hydrothérapique, et ont donné le chiffre énorme de 21 guérisons et 1 amélioration. Durée moyenne du traitement : 21 jours 318 millièmes.

Lumbago, 19 cas, dont : guérisons, 13; fortes améliorations, 4; améliorations, 2. Durée moyenne du traitement, pour 13 cas de lumbago aigu : 15 jours 615 millièmes. Pour les 6 cas de lumbago chronique : 40 jours 833 millièmes.

Rhumatisme du talon, 7 cas. Tous étaient doubles, dont : guérisons, 4; fortes améliorations, 2; amélioration, 1. Durée moyenne du traitement : 16 jours.

Rhumatisme des cuisses, 7 cas, dont : guérisons, 2; forte amélioration, 1; insuccès, 2; malade n'ayant pas continué les douches, 1.

Torticolis, 3 cas : guérisons, 3.

Pleurodynie, 2 cas : guérisons, 2.

Les 63 cas de rhumatismes musculaires, partiels, aigus ou chroniques, ont donné : guérisons, 46; fortes améliorations, 7; améliorations, 4; insuccès, 3. Durée moyenne du traitement : 21 jours 700 millièmes.

Sur les 26 cas de rhumatismes musculaires multiples, aigus ou chroniques, 24 ont suivi le traitement, dont : guérisons, 11; fortes améliorations, 7; améliorations, 4; insuccès, 2. Durée moyenne du traitement : 30 jours 625 millièmes.

Les 89 cas de rhumatisme musculaire comprennent 19 femmes et 70 hommes. Pour le rhumatisme articulaire, on trouve : 11 femmes et 49 hommes.

Enfin, dans le tableau général suivant, on pourra apprécier d'un coup d'œil les résultats comparatifs obtenus dans les rhumatismes articulaires, musculaires, dans les deux formes réunies, et dans quelques stations thermales sulfureuses, alcalines, salines et thermales simples :

	HYDROTHÉRAPIE.			BARÈGES. Articulaires et musculaires.	BOURBON L'ARCHAMBAULT. Articulaires et musculaires.	BOURBONNE. Articulaires et musculaires.	NÉRIS. Articulaires et musculaires.
	Rhumatismes articulaires.	Rhumatismes musculaires.	Rhumatismes en général.				
	84 Obs.	57 Obs.	141 Obs.	104 Obs.	180 Obs.	214 Obs.	108 Obs.
Guérisons	67,857 0/0	70,175 0/0	68,794 0/0	56,73 0/0	49,44 0/0	35,52 0/0	16,66 0/0
Fortes améliorations.....	16,666 0/0	17,543 0/0	17,021 0/0	31,73 0/0	45,56 0/0	42,52 0/0	72,22 8/0
Améliorations.	9,522 0/0	7,018 0/0	8,511 0/0				
Insuccès	5,955 0/0	5,264 0/0	5,674 0/0	11,54 0/0	5,» 0/0	21,96 0/0	11,12 0/0

Est-il besoin d'ajouter, après ce relevé statistique, que si les eaux minérales ne produisent pas toujours des résultats supérieurs à ceux de la méthode hydrothérapique, c'est que, dans les deux pratiques, on a recours le plus souvent à l'eau sous forme de douche. La minéralisation joue un bien faible rôle en pareil cas. Tout gît dans la forme, la force des appareils employés et le mode d'administration, c'est à dire l'intelligence avec laquelle sont douchés les malades. Témoin ce que disent les auteurs du *Dictionnaire des Eaux minérales :* « Ce n'est pas à titre de médication *spéciale* que les *eaux sulfurées* conviennent au *lymphatisme,* au *rhumatisme,* à la *chlorose,* à la *syphilis,* aux *scrofules;* c'est surtout en vertu de *leur température,* de *l'excitation particulière qu'elles exercent sur la surface tégumentaire,* des conditions accessoires hygiéniques et balnéothérapiques que quelques-unes réunissent à un haut degré, qu'elles sont réclamées dans de telles circonstances. »

« En effet, si la diathèse herpétique appartient exclusivement aux eaux sulfurées, si l'on peut en dire autant, sauf de rares exceptions, des catarrhes pulmonaires, nous voyons, d'un autre côté, que ces eaux partagent les applications au *rhumatisme* avec toutes les eaux à *haute thermalité...* (¹). »

Or, que la température soit *artificielle* ou *naturelle,* sa constitution, son essence, est la même. Le préjugé vulgaire qui prêtait autrefois à certaines eaux minérales une action spéciale en vertu de leur température élevée, est tombé devant l'examen scientifique (²).

Il faut songer aussi que la supériorité *relative* de l'hydrothérapie, dans les affections rhumatismales, tient en partie à ce que cette méthode s'adresse et convient à la maladie encore à l'état aigu ou sub-aigu, c'est à dire alors qu'elle est le moins rebelle. Les eaux minérales, et en particulier les sulfureuses, ne conviennent bien qu'aux cas franchement chroniques, c'est à dire aux plus rebelles. — L'hydrothérapie ne peut être alors que leur égale; mais nous affirmons sans crainte qu'elle y a un plein droit.

Il en est de même de la goutte, dont les eaux sulfureuses surtout excitent plus souvent qu'elles ne calment les accès, alors que l'hydrothérapie (médication sudorifique) les arrête si aisément.

Le traitement par les eaux alcalines doit marcher de pair avec l'hydrothérapie dans les affections goutteuses.

Les maladies goutteuses observées à Longchamps, du 1ᵉʳ juillet 1860 au 30 juin 1865, sont au nombre de 16, dont 3 ne sont venus faire qu'un traitement préventif; sur les 13 qui restent, il y a eu : guérisons, 3; fortes améliorations, 4; améliorations, 3; insuccès, 1; malades n'ayant pas continué, 2.

Ces chiffres sont encore trop restreints pour qu'on puisse en tirer des conclusions sérieuses.

(¹) *Dictionnaire général des Eaux minérales et d'Hydrologie médicale, etc.,* par Durand-Fardel, Lebret, Lefort, etc.; 2 vol. Paris, 1860; t. II, p. 808-809.

(²) Voy. article *Calorification* du *Dictionnaire des Eaux minérales.*

Pour le moment, une seule considération à émettre et qui ressort de tous les faits de rhumatismes et de goutte soumis à notre observation jusqu'à ce jour, c'est qu'il n'a pas été constaté encore un seul accident sérieux par l'emploi de l'hydrothérapie dans ces maladies.

Et si la guérison n'est pas toujours la règle, c'est que les *diathèses* épuisent souvent « *leurs effets morbides appa-rents* » dans l'économie, sans pour cela disparaître définitive-ment.

Elles font partie inhérente de l'organisme; ce sont des *idyosyncrasies pathologiques*, et à ce seul titre presque inexpugnables.

Il faut donc, pour rester dans le vrai, baser les statistiques sur les résultats obtenus dans les *manifestations morbides* et non dans leur essence même.

Du reste, n'est-ce pas presque toute la guérison que d'annihiler les *manifestations* ou de les faire disparaître lorsqu'elles ont surgi?

Les autres affections appartenant aux systèmes articulaires et musculaires observées pendant l'année 1862, sont les suivantes :

4 *coxalgies* ou tumeurs blanches diverses; guérison, 1; forte amélioration, 1; amélioration, 1; malade n'ayant pas continué les douches, 1 (¹).

Tous les faits de ce genre observés du 1ᵉʳ juillet 1860 au 31 décembre 1862 s'élèvent au chiffre de 9, dont 5 hommes et 4 femmes; il y a eu : guérison, 2; forte amélioration, 1; améliorations, 3; insuccès, 1; malades n'ayant pas continué, 2. Durée moyenne des traitements, 10 semaines 85 cen-tièmes. On voit que le nombre des tumeurs blanches traitées à Longchamps est bien peu élevé, malgré tout le parti qu'on

---

(¹) Adressé par MM. Bensse, de Bordeaux, et Queylac, de Bergerac,

pourrait tirer de l'hydrothérapie dans cette affection, comme l'a démontré Bonnet (de Lyon).

Les résultats thérapeutiques sont tout différents, suivant l'articulation traitée; autant les résultats nuls, incomplets, sont fréquents lorsqu'il s'agit de la *coxalgie*, autant ils sont rares dans les tumeurs blanches du genou. Dans ces dernières, lorsqu'elles ne sont pas arrivées à la carie osseuse avec fusées purulentes, exfoliation du cartilage, la guérison est la règle. Nous en avons rapporté un très bel exemple dans notre dernier Mémoire sur le rhumatisme, présenté au congrès de Bordeaux (¹). La tumeur blanche exige en général un traitement hydrothérapique assez long, trois à quatre mois en moyenne; il est inutile de le tenter si l'on ne veut pas y consacrer ce temps.

1 *arthrite simple*, 1 guérison; dans la période du 1er juillet 1860 au 31 décembre 1862, il y a eu 5 *arthrites*, dont guérison 4; forte amélioration, 1. Durée moyenne du traitement, 4 semaines. L'hydrothérapie s'adresse particulièrement à la période sub-aiguë ou chronique de la maladie. Que de fois, employée à temps, éviterait-elle le passage à la tumeur blanche! Il n'est pas besoin de faire remarquer les résultats heureux observés chez elle, comparés à ceux fournis par les tumeurs blanches.

1 *entorse chronique* de l'épaule gauche, 1 guérison. Les cas de ce genre sont fort rares à Longchamps (²). 5 *ankyloses fibreuses, roideur articulaire, etc.*, suite de traumatismes ou des arthrites; guérison, 1; fortes améliorations, 3; malade n'ayant pas continué les douches, 1 (³). Dans la période du 1er juillet 1860 au 31 décembre 1862, il y a eu 9 cas d'ankyloses fibreuses, dont : guérison, 3; fortes améliorations, 3;

(¹) *Ouvr. cité*, obs. VI, p. 17. Adressé par MM. Boisseuil et Dupuy.
(²) Adressé par M. Burguet, de Bordeaux.
(³) Adressé par MM. Mabit, Dupuy, Oré.

améliorations, 2 ; malade n'ayant pas continué les douches, 1. Durée moyenne des traitements, 4 semaines 12 centièmes. En général, il arrive souvent què les malades atteints d'ankyloses, de raideurs articulaires, ne consacrent pas assez de temps au traitement, celui-ci ne pouvant agir convenablement qu'aidé du massage et d'une gymnastique appropriée. Or, ces derniers moyens accessoires devant toujours être pratiqués avec douceur, il faut beaucoup de temps.

2 *contusions musculaires profondes*; guérisons, 2 ([1]); 1 *contracture des muscles du mollet;* guérison, 1 ([2]); 1 *œdème dur de la jambe droite, suite d'érysipèles successifs*; guérison, 1 ([3]).

Le traitement hydrothérapique commun à ces diverses affections est la douche *résolutive.* Elle consiste dans l'application d'une douche mobile en jet, douée d'une force de percussion variable suivant la sensibilité des parties. La température de l'eau est abaissée graduellement de 30 à 12°; la durée de la douche est de 1 à 5 minutes. La douche générale tonique est jointe à la précédente dans la coxalgie. Il est même nécessaire d'y joindre quelquefois, soit les bains de vapeur aromatiques légèrement sudorifiques avec la douche de vapeur, si l'affection est très indolente. On peut même dans ce dernier cas les combiner avec des douches de barèges artificiels. Ces dernières seront données pendant 5 à 10 minutes à la température de 35 à 45°, et seront suivies d'un bain de même nature à 35° pendant 20 à 30 minutes. Enfin, quelques compresses froides excitantes appliquées sur l'article nuit et jour, recouvertes avec une plaque de taffetas imperméable seront utilement employées dans les cas les plus rebelles. On renouvellera les compresses fréquemment toutes

[1] Adressé par MM. Burguet et Marmisse, de Bordeaux.
[2] Adressé par M. Boucciron, de Bordeaux.
[3] Adressé par M. Burguet.

les heures, par exemple, s'il y a encore quelques symptômes inflammatoires. On se bornera à trois pansements dans les 24 heures, s'il y a indolence complète.

Le dernier fait de cette série est un cas d'erreur de diagnostic intéressant à citer, parce qu'il donne l'occasion de dire que si l'hydrothérapie guérit le rhumatisme, ceux qui la mettent en pratique n'ont jamais eu la prétention de guérir le cancer à l'aide de cette méthode.

Obs. XX. — M. F., cinquante-cinq ans, tempérament sanguin, constitution robuste, ancien capitaine de marine, est adressé à Longchamps le 3 mai 1862.

Deux consultations ont établi que ce malade était probablement atteint d'un rhumatisme profond occupant les gaines tendineuses des muscles antérieurs de la cuisse droite.

Ce malade a séjourné à *Longchamps* pendant quatre semaines. Il y a été soumis successivement aux bains de caisse thérébentinés, aux bains de vapeur et à l'enveloppement dans les couvertures.

Voyant l'insuccès absolu de tous les moyens employés, son médecin et moi lui conseillâmes de renoncer à ce traitement.

Un mois plus tard, un autre confrère est appelé; l'affection réelle n'est pas reconnue. Le malade va à Dax et en revient, à ce qu'il paraît, beaucoup plus souffrant, ce qui n'avait pas eu lieu à la suite du traitement hydrothérapique. Enfin, quelques mois après, on constata les symptômes d'un *ostéosarcome du fémur*. La terminaison n'était pas douteuse.

L'on a pu voir, à la lecture de ce chapitre, que les affections de cette classe sont les plus nombreuses après les maladies du système nerveux, et l'une de celles qui donne les résultats les plus brillants.

Cela devait être *à priori,* en se basant sur l'histoire de l'hydrothérapie.

Car en étudiant cette méthode à ce point de vue (¹), nous

(¹) *Recherches historiques et critiques sur l'emploi de l'eau en médecine et en chirurgie.* — Thèse. — Paris, 1859, in-4° de 180 pages.

avons été frappé de cette coïncidence : c'est que tous les grands promoteurs de l'eau froide, et ils sont nombreux, ont fait leurs premiers essais sur les affections des systèmes articulaires ou musculaires, rhumatismes, entorses, arthrite, roideur articulaire, etc. Leurs succès chez ces malades les ont amenés, par la force des choses, à étendre successivement le cercle d'action de cette méthode médicale.

Ne devrait-on pas voir peut-être, dans ce seul fait, l'influence d'une de ces lois mystérieuses de la nature qui régissent la matière d'une manière immuable et qui la ramènent toujours dans le cercle qui lui est dévolu ?

Lorsque les Antonius Musa, les Floyer, les Hoffman, les Vittie, les Wright, les Currie, les Martel, les Percy, les Priessnitz, etc., faisaient tour à tour l'éloge de l'eau froide et qu'ils signalaient les affections médicales et chirurgicales dans lesquelles ils avaient recueilli les plus nombreux succès, ils étaient dans le vrai.

Et, à plusieurs siècles de distance, on constate aisément, dépouillée des exagérations inévitables, inhérentes aux lieux, aux temps et au caractère de réformateur que chacun d'eux affichait, qu'ils avaient observé juste.

Aussi est-on parfois étrangement surpris d'entendre ces déclamations outrées contre l'hydrothérapie, qui dénotent combien est grande encore l'ignorance du passé médical.

On vient de relever la chaire d'histoire de la médecine. Que d'efforts à faire pour stimuler le zèle et développer le goût pour ces études ! Car que de médecins, de mérite même, enclins à croire dans leur orgueil déplacé, que le passé ne contient que des travaux bons tout au plus pour l'antiquaire !

Et cependant, que d'immenses trésors, dont nous voyons de temps en temps surgir quelques épaves, déguisées à la moderne et décorées d'un nom plus ou moins illustre !

Qu'ils aillent, ces praticiens dédaigneux du passé, fouiller dans ce dédale, et ils en rapporteront longtemps encore assez de lauriers pour se tresser des couronnes et passer à la postérité.

CHAPITRE V.

6ᵉ Série.

9ᵉ Classe. — *Des fièvres intermittentes. (2 Observations.)*

Il est inutile de s'appesantir sur le chapitre des fièvres intermittentes. Tout a été dit dans les précédents travaux de ce genre. Le troisième compte-rendu, notamment, renferme l'histoire détaillée de tous les faits observés jusqu'à ce jour [1].

A l'exemple de M. Fleury, on a bien le droit aujourd'hui de redire sans cesse que l'hydrothérapie est un puissant fébrifuge, et surtout un tonique énergique pour combattre et détruire la cachexie paludéenne.

Si les faits appartenant à la clinique de Longchamps ne sont pas plus nombreux, c'est que, dans notre contrée où la fièvre règne à l'état endémique, le praticien devient habile à manier le sulfate de quinine; de là, la rareté de ces graves intoxications palustres, et partant le peu de malades à envoyer à l'hydrothérapie.

Si n'était la crainte de paraître tomber dans l'exagération, on pourrait, à l'exemple de M. Fleury, donner le précepte de débuter par l'hydrothérapie dans les cas simples et récents, au lieu de recourir au sulfate de quinine.

Mais l'indication de cette méthode, dans les cas rebelles au sel quinique, est formelle ; vouloir faire succéder à l'usage

---

[1] Ouv, cité, p. 96 et suiv.

du quinquina et de ses sels tout autre agent que l'eau froide, serait pécher par ignorance.

Ce précepte est surtout formel, lorsqu'il s'agit de ces cas provenant des pays chauds, dans lesquels vous trouvez des congestions sanguines chroniques du foie, de la rate, liées à un anasarque, à une anémie profonde, à de la dyspepsie, etc. Les eaux alcalines, et celles de Vichy particulièrement, peuvent s'adresser peut-être efficacement à quelques éléments de ces états complexes; mais il est plus sage, plus rationnel et plus physiologique, de recourir d'abord à une méthode essentiellement tonique, reconstitutive, comme l'hydrothérapie.

En recourant, au début, aux eaux alcalines, vous aurez à côté de quelques succès de très graves revers; vous n'aurez jamais à vous repentir d'avoir conseillé la seconde.

Les deux faits de maladies intermittentes observés en 1862 ([1]), ont été réunis aux précédents dans le troisième Compte-Rendu, page 106, et suivi d'un résumé auquel nous empruntons les lignes suivantes : « Les six cas de maladies intermittentes rapportés plus haut, tous rebelles au sulfate de quinine, ont donné cinq succès que le temps a confirmés, et un cas douteux, ou plutôt un cas dans lequel l'hydrothérapie a agi, comme dans les précédents, avec ni plus ni

---

([1]) L'un d'eux (Obs. 75, p. 99) est un cas rare et curieux de fièvre intermittente quotidienne, à forme délirante très grave, ayant résisté au sulfate de quinine poussé à la dose de 1 gramme 50 centigrammes en potion, et 3 grammes en lavement par vingt-quatre heures. A l'époque de l'impression du troisième Compte-Rendu, cette malade était guérie depuis quatre mois. Aujourd'hui, elle est mariée, mère de famille, et jouissant d'une excellente santé. Le délire de cette fièvre présentait ceci de particulier et de très remarquable : c'est qu'il avait pris la forme d'une manie aiguë, le type de l'aliénation mentale à accès subit; et ce désordre complet de l'intelligence, totalement dissemblable au délire aigu des fièvres graves et des affections inflammatoires normales de l'encéphale ou de ses enveloppes, disparaissait avec l'accès fébrile. On n'aurait pu en accuser l'ivresse quinique, puisqu'il existait avant l'usage de ce sel.

moins d'efficacité; mais le malade ayant quitté l'établissement au bout de dix jours, il n'a pas été possible d'arriver à un résultat définitif dans ce bref délai ([1]). »

Les proportions comparatives de ces six faits sont : guérisons, 83,45 0/0; fortes améliorations, 16,55 0/0. La durée moyenne du traitement s'est élevée à 7 semaines 16 centièmes ([2]).

Hâtons-nous de reconnaître que ces faits ont une base numérique bien insuffisante; mais ils viennent s'ajouter à tous les faits observés à Longchamps en 1863, 1864, 1865, et aux 67 Observations de fièvre intermittente rapportées par M. Fleury, dans son *Traité de l'hydrothérapie* appliqué à ces affections ([3]). Ce praticien est arrivé à la proportion de 65 guérisons sur 67 malades, et 2 améliorations.

Les procédés hydrothérapiques mis en usage dans cette classe sont des plus simples : 1° douche générale en pluie, de 5 à 15 secondes, et douche locale en jet plus ou moins forte, dirigée sur la rate pendant 30 secondes à 3 minutes, suivant la sensibilité de la région splénique. Ces deux douches doivent être froides et données au *début précis* de l'accès. Trop avant, le résultat est nul ou incomplet; trop tard, la douche ne fait subir à l'accès qu'un temps d'arrêt plus ou moins long.

Il est de la plus haute importance d'insister particulièrement sur ce point de thérapeutique. C'est souvent faute de

[1] *Loc. cit.,* p. 106.

[2] Qu'on n'oublie pas que les sujets traités étaient anémiques, cachectiques; qu'il fallait donc, non seulement mettre en jeu l'action antipériodique, mais encore l'action *tonique* de la douche; en un mot, couper l'accès, reconstituer l'économie, et détruire les congestions chroniques. Dans les fièvres récentes, alors que la cachexie palustre n'existe pas encore, il suffit souvent de sept à huit douches pour guérir la fièvre.

[3] *Du traitement hydrothérapique des fièvres intermittentes,* par L. Fleury. — Labbé, libraire éditeur. Paris, 1858.

s'être *strictement* conformé à ce précepte qu'on a pu éprouver des échecs. Aussi se trouve-t-on quelquefois, vu l'heure d'arrivée des accès, obligé de faire séjourner le malade dans l'établissement pour le doucher au moment favorable.

On doit souvent briser le jet de la douche pour pouvoir la faire tolérer ; il faut quelquefois la promener rapidement sur tout le corps pour faciliter, activer la réaction, qu'on doit rechercher avant toute autre chose.

Dans les cas où il coexiste une anémie profonde, on prescrira avantageusement une immersion de *quelques* secondes dans la piscine après les douches en pluie et en jet. Il faudra attendre, pour l'ordonner, que le malade soit déjà familiarisé et habitué aux douches générales; sinon on s'exposerait à voir la réaction incomplète ou nulle.

Nous ajouterons, pour finir, que l'hydrothérapie n'agissant bien qu'au moment de l'accès, pourrait offrir, dans certaines circonstances graves, si on l'avait sous la main, une ressource extrême bien précieuse. Elle se trouverait alors éminemment utile, quand il serait trop tard pour recourir efficacement à tout autre agent thérapeutique.

CHAPITRE VI.

10e CLASSE. — *Des affections cutanées simples et syphilitiques.*
(7 Observations.)

Ce chapitre a reçu de très longs développements dans le précédent compte-rendu.

Les lignes suivantes qui le terminaient en feront saisir l'esprit : « Il serait à désirer, y est-il dit, qu'on employât plus souvent les agents balnéaires et hydrothérapiques. En cela, on ne ferait que suivre l'impulsion donnée par les dermatologistes et les pratiques de Saint-Louis et de tous les hôpitaux spéciaux, où les appareils de ces médications sont installés avec un soin qui dénote toute l'importance qu'y attachent les chefs d'école. »

« Il est vraiment singulier de voir d'un côté cette abstention systématique de la province pour les douches ami· données, alcalines, sulfureuses, les bains de vapeur, les fumigations minérales, l'hydrofère, etc., et cet emploi excessif qu'en font les auteurs qui traitent spécialement des maladies de la peau ([1]). »

Le travail contenant ces lignes était imprimé lorsqu'a paru la troisième édition *Traité pratique des maladies de la peau*, de A. Devergie, Paris, 1863. Quelques emprunts faits à cet ouvrage édifieront le lecteur et modifieront peut-être ses idées, du moins en théorie, sinon en pratique.

Intertrigo purifluens. — « Je ne connais pas de moyen plus propre à l'attaquer que les douches sulfureuses, sulfo-alcalines, de Plombières artificiels... ([2]). »

Urticaire chronique. — « Bains salés, de vapeur et les eaux de Louesche ([3]). »

Eczéma. — A. Période aigue. « Application locale et continue d'eau d'abord tempérée, puis fraîche, pendant une à deux heures, deux fois par jour. » B. Période chronique. « Les bains généraux émollients, résolutifs, et surtout les bains de vapeur à une douce température, doivent aussi jouer un grand rôle dans le traitement ([4]). »

Impétigo sycosiforme. — « Tous les deux jours une douche de vapeur aqueuse ([5]). »

Sycosis. — « Je ne connais aucun traitement interne qui puisse être dirigé avec avantage contre le sycosis, à moins

---

([1]) Ouvr. cité, p. 115.
([2]) Devergie, Ouvr. cité, p. 101.
([3]) Ouvr. cité, p. 110-111.
([4]) Ouvr. cité, p. 135, 136, 147.
([5]) Ouvr. cité, p. 245.

que cette affection ne soit liée avec un état morbide de quelque organe, ou qu'elle soit scrofuleuse ou syphilitique; et lorsqu'on prescrivait l'hydrochlorate d'or ou l'arseniate de fer comme agent thérapeutique du temps de Biett, on y ajoutait le remède le plus efficace, la douche de vapeur (¹). »

Lichen aigu. — « Rien ne réussit mieux que les rafraîchissants à l'intérieur, les bains amidonnés, l'amidon en poudre, etc. (²). »

Prurigo sans papule portant au suicide. — « Si à côté de ces tristes tableaux nous pouvions tracer une thérapeutique méthodique et surtout efficace, nous aurions au moins la consolation de remédier à des maux qu'il faut déplorer; mais malheureusement il n'en est pas toujours ainsi. Cherchons cependant à mettre entre les mains du médecin quelque arme puissante et propre à secourir de pareilles infortunes. Les agents ordinaires, tels que bains sulfureux, pommades, sont le plus souvent insuffisants. Il faut, dans ces sortes de cas, modifier franchement la sensibilité nerveuse de la partie affectée. C'est aux douches en arrosoir d'abord, en jets ensuite, qu'il faut s'adresser, et à des douches de plus en plus fortes; elles seront répétées tous les jours (³). »

Pytiriasis alba. — A. Période aiguë : « Bains de vapeur tous les deux jours. » — B. Période chronique : « Bains de vapeur et douches sulfureuses faibles (⁴). »

Pytiriasis rubra. — A. Période aiguë : « Bains simples prolongés, bains de vapeur. » — B. Période de terminaison : « Bains alunés, bains de sublimé (⁵). »

Pytiriasis versicolor. — « Bains de vapeur, bains sulfo-

(¹) Ouvr. cité, p. 260.
(²) Ouvr. cité, p. 309.
(³) Devergie. Ouvr. cité, p. 336.
(⁴) Ouv. cit., p. 345-347.
(⁵) Ouv. cit., p. 352.

alcalins, gélatineux, amidonnés, douches de même nature (¹). »

Psoriasis. — A. Période aiguë : « Bains simples émollients, prolongés de une à trois heures; un peu plus tard,
bains alunés et puis au sublimé à petite dose. » — B. Chronique : « Nous préférons à tous les bains, ceux de vapeur,
excepté dans les trois mois les plus chauds de l'année. On les
donne tous les deux jours; on peut les remplacer par des
bains alunés ou par des bains de guano, lorsque les malades
ne peuvent pas supporter les bains de vapeur. Quelle que
soit la méthode par laquelle on arrive à la guérison du psoriasis, ce n'est qu'à l'aide d'une hygiène longtemps observée
que l'on peut éviter aux malades des récidives (²). »

Ichthyose. — « Dans plusieurs circonstances, je me suis
trouvé très bien, pour les enfants, de l'usage d'une lotion
froide sur tout le corps, tous les matins, notamment dans
l'ichthyose farineuse, celle qui est la plus légère; ce moyen
a suffi pour faire disparaître, tant qu'il a été employé, toute
trace de maladie. Ce sont là les seuls conseils que je donne
en général. J'ai quelquefois employé la liqueur de Fowler
avec succès, m'a-t-on dit; mais j'ai perdu du vue ces enfants,
et je ne saurais dire si la guérison a été durable (³). »

On a pu voir, par les emprunts ci-dessus, l'usage fréquent
que M. Devergie fait des bains de vapeur. Il est facile de voir
qu'ils forment la clé de voûte du traitement d'un assez grand
nombre de maladies de la peau. Tous les dermatologistes partagent la même opinion et usent également de ces bains sur
une très grande échelle (⁴).

(¹) Ouvr. cité, p. 357.
(²) Ouvr. cité, p. 386-392.
(³) Ouvr. cité, p. 405.
(⁴) Nous pensons intéresser le lecteur qui ne possède pas l'ouvrage
de notre éminent confrère, en reproduisant textuellement ce qu'il dit

Signalons, à cette occasion, la transformation complète du
service balnéothérapique du premier hôpital de Bordeaux.
Déjà le service des bains simples et des bains minéraux a été

à propos de ces bains, si mal connus, si mal appréciés et si mal jugés
par une foule de praticiens de mérite :

« *Bains et douches de vapeur.* — Les médecins, en général, dit
M. Devergie, connaissent peu la puissance des bains et des douches
de vapeur. Nés à l'hôpital Saint-Louis, installés sous la direction de
Darcet, ces bains ont pris à Paris une grande extension, car il existe
peut-être dans la ville une vingtaine d'établissements de ce genre. On
peut mesurer l'efficacité de ces bains par ce qui s'est passé autrefois
à l'hôpital Saint-Louis et par ce qui s'y passe encore aujourd'hui.
Autrefois, de nombreux équipages stationnaient à la porte de l'hôpital, y conduisant les personnes les plus riches de la ville, qui venaient
chercher dans ces bains le soulagement à leurs souffrances. Aujour-
d'hui, sur plus de *cent cinquante mille bains* que l'on délivre seulement
aux personnes du dehors, sur ce nombre, *cent mille* peut-être sont
des bains de vapeur ; ajoutons que huit cents malades de l'hôpital
prennent leurs bains dans cet établissement, où ils séjournent. Si à ce
chiffre énorme on joint celui des bains de vapeur que l'on délivre à la
Maison de Santé, à l'hôpital de la Charité, à l'hôpital Beaujon et à celui
de Lariboissière, tant aux malades de ces hôpitaux qu'aux personnes
du dehors, puis ceux que l'on prend dans les bains publics de la ville,
on arrive à un chiffre considérable relativement à la population. Ces
bains sont aujourd'hui si répandus, qu'ils sont préférés par beaucoup
de personnes aux bains d'eau. On sort, en effet, d'un bain russe dans
un état de bien-être que ne procure pas un bain simple, en hiver
surtout, où il fait fonctionner la peau, amène la souplesse des membres, relâche les tissus engourdis et contractés par le froid. Eh bien !
en présence de cette révolution qui s'est opérée dans les bains, la
province est restée stationnaire ; et ceci est tellement la faute des
médecins, que nous pourrions citer deux villes principales de France,
parmi les plus commerçantes, où l'on a créé des bains de vapeur, et
où il ne s'en prend qu'une quantité extrêmement faible. Qu'on me
permette donc d'entrer ici dans quelques détails qui fassent comprendre toute leur importance et toute leur efficacité. Heureux si je
puis conduire nos confrères des départements à préconiser leur emploi, à favoriser leur fondation, car j'aurai rendu un éminent service
à la population.

» Et d'abord, qu'est-ce qu'un bain de vapeur ? Quelles sont ces
variétés de bains de vapeur, portatifs, en étuve, bains russes, bains

réorganisé sur une vaste échelle à l'hôpital Saint-André, et
bientôt, grâce à l'initiative intelligente de la Commission
administrative des hospices, et surtout à celle de l'un de ses

ottomans ? Un bain de vapeur a pour but de faire naître une sudation
artificielle abondante. Cette sudation, quand elle est opérée par la
chaleur sèche, constitue une fumigation en boîte, que l'on peut rendre aromatique, sulfureuse, cinabrée ou simple. On fait les fumigations dans des boîtes cubiques dites *à la Darcet*, où le malade est
assis, ayant la tête seule dehors qui passe par une ouverture pratiquée à cet effet, de sorte qu'il ait la respiration libre. Ici la sudation
se fait par la peau, stimulée au moyen du calorique de l'atmosphère
dans laquelle elle se trouve.

» .... Les détails dans lesquels nous allons entrer serviront à
faire comprendre la supériorité des bains de vapeur en étuve sur les
précédents et sur ceux de vapeur dits *portatifs*. Dans les boîtes à fumigation, on n'obtient de sueur que par la chaleur que l'on porte à la
peau ; plus celle-ci est excitée, plus le malade transpire ; mais cette
chaleur, artificiellement répandue autour de la peau, active fortement
la respiration, porte le sang aux poumons et à la tête, amène des palpitations et de la céphalalgie. Quand, au contraire, le malade respire
l'air chauffé qui doit le mettre en sueur, alors la sudation pulmonaire
facilite singulièrement la sudation cutanée, et la circulation en est
moins excitée. Cela est si vrai, qu'il suffit de placer la figure au-
dessus d'un vase contenant de l'eau chaude pour mettre tout le corps
en sueur. Or, puisque la sudation pulmonaire entraîne très rapidement la sudation cutanée, et sans incommodité aucune, il s'ensuit
par conséquent que le concours d'action et sur la peau et sur la
membrane muqueuse pulmonaire doit être beaucoup plus avantageuse pour le malade et pour la production de la sueur.

» Les bains de vapeur sont dits *portatifs* ou en *étuve*. Les premiers
ont pris dès l'abord une certaine extension, en ce sens qu'ils peuvent
être donnés dans le lit du malade. (Suit l'énumération de ces appareils) .....« Mais, dit M. Devergie, tous ces appareils ne sont que de
très-imparfaits bains de vapeur ; tous amènent la sudation par la
température à laquelle ils élèvent la peau, et par conséquent c'est
une sudation difficile, plus ou moins fatigante, qui n'est pas compa-
rable à celle des bains d'étuve. »

» Le bain d'étuve exige un ensemble d'appareils propres, non pas
à servir un seul bain, mais un certain nombre de bains dans la jour-
née. Et d'abord il faut un générateur à vapeur ou chaudière à pression, de manière à mettre l'eau à 120 degrés de température. De ce

membres les plus autorisés, M. Gintrac, notre Hôtel-Dieu pos-
sèdera un service hydrothérapique, des bains de vapeur, des
caisses fumigatoires, un vaporarium, des douches minéra-

générateur part un tube qui se rend dans une petite chambre, ordinairement de bois blanc, qui peut cuber 10 à 12 mètres. Sur un des
côtés de cette pièce existe un lit de bois ou de joncs, sur lequel se
couche le malade ; c'est sous ce lit de camp, et au voisinage des pieds,
que doit s'ouvrir le robinet de vapeur. Il ne doit jamais être laissé à
la disposition du baigneur ; il doit être ouvert par un garçon de bains,
qui ne quitte pas le malade. A la portée de la vue du malade, se
trouve un thermomètre centigrade ; il ést bon qu'il soit à alcool coloré
en rouge sur un émail blanc, de manière que les degrés qu'il marque
soient très apparents. On doit aussi mettre à portée de la main du
baigneur une cuvette où l'eau ne séjourne jamais ; dans cette cuvette,
à tuyau d'écoulement, une grosse éponge, et au-dessus un robinet
d'eau froide. Cette éponge, ainsi imbibée d'eau froide renouvelée
constamment, est destinée à mouiller fréquemment le front et la
figure du baigneur, pour éviter la congestion à la tète.

» Dans un coin de la salle opposé au lit de camp, et vers le plafond,
se trouve un arrosoir large, capable de fournir une pluie d'eau un
peu étendue en surface. Dans cet arrosoir se rendent un tuyau d'eau
chaude et un tuyau d'eau froide que l'on peut ouvrir isolément au
moyen de leviers coudés munis de poignées de bois, leviers qui des-
cendent à la portée du baigneur et du garçon de bains, de manière
que l'on puisse donner à volonté une douche chaude, froide ou tempérée.

» L'ensemble de ce système porte le nom d'*étuve*. La porte de
l'étuve doit s'ouvrir en dedans comme en dehors, sans serrure ni
clôture aucune, de manière qu'en cas d'accident le baigneur puisse
sortir en poussant la porte devant lui.

Ceci posé, indiquons de quelle manière le bain de vapeur peut être
pris. A cet égard, nous distinguons les variétés désignées sous le
nom de : *bains simples, bains russes, bains avec massages, vergetures,
onctions, dits bains ottomans.*

» *Mode d'administration des bains de vapeur.* — Le bain le plus simple consiste à étendre le malade nu sur un lit de camp, l'étuve, par
l'émission préalable de la vapeur, étant chauffée à 35° centigrades.
Après quelques minutes, on élève peu à peu et graduellement la
température, en ouvrant le robinet de vapeur à moitié, de manière à
monter successivement à 38, à 40 ou à 42 degrés. Cette température
est suffisante pour les personnes qui suent facilement. Une fois

les, etc., qui répondront amplement à tous les besoins médicaux.

Les observations recueillies pendant l'année 1862 sont au nombre de 7, dont 5 appartenant au sexe masculin.

atteinte, on peut l'entretenir en ouvrant de temps en temps le robinet, ou en le laissant ouvert au dixième ou au huitième de son diamètre. C'est aussi la température qui convient pour toutes les affections cutanées sécrétantes. En élevant au-delà, on irrite la peau et la surface malade, que l'on aggrave au lieu de la guérir.

» Une personne qui sue plus difficilement a besoin d'une température plus forte ; mais à cet égard, je préfère n'obtenir la sueur qu'au troisième ou quatrième bain, sauf à maintenir une basse température. Quand il s'agit d'affections rhumatismales, où il ne faut pas seulement procurer de la sueur, mais où il convient de porter un certain degré d'excitation à la peau, on peut faire monter l'étuve à 50 et 55 degrés ; c'est même la routine de tous les établissements de bains de vapeur (a). Elle est très facheuse pour les maladies de la peau, et j'ai beaucoup de peine à obtenir un abaissement de température pour mes malades. Au surplus, il doit en être de même d'un bain de vapeur comme d'un bain d'eau : il faut qu'il soit agréable au malade ; et du moment qu'il amène des palpitations notables, du mal de tête, la sensation de battements dans la tête, c'est qu'il est trop chaud.

» La durée du bain est en général de vingt à vingt-cinq minutes.

» Ce bain, pris de cette manière, est moins favorable que lorsqu'on le modifie comme il suit. Après les six premières minutes, on fait placer le malade sous la pluie d'eau, que l'on donne d'abord tempérée et que l'on rafraîchit peu à peu, le tout pendant une à deux minutes ; puis le malade se replace sur le lit de camp. Pareille douche lui est donnée dix minutes après ; enfin il reçoit sur les pieds une douche d'eau très chaude avant de quitter l'étuve.

» Alors, on le couvre d'un peignoir brûlant, et on le couche sur le lit de repos. On l'y étend les bras allongés le long du corps, on enveloppe les pieds et les cuisses de serviettes très chaudes, on emmaillote le corps de plusieurs couvertures très chaudes, et on l'abandonne à lui-même. Là, il entre en pleine transpiration, et après vingt minutes écoulées, on lui recommande d'écarter un peu les jambes et

---

(a) Nous ferons observer que les chiffres de 50 et 55° sont même trop élevés lorsqu'il s'agit d'affections rhumatismales à l'état aigu ou sub-aigu et apyrétique. Le plus souvent il ne faut pas alors dépasser les chiffres de 36 à 40° au maximum. Voir à ce sujet notre Mémoire : *Coup-d'œil général sur la nature, les causes et le traitement des rhumatismes, et en particulier de l'emploi de l'hydrothérapie dans cette affection.* — Germer-Baillière éditeur. Paris, 1866.

Sur ces sept cas, il y a eu *deux affections syphilitiques,*
un *prurigo,* un *acnée sebacca* datant de dix ans, un *eczéma
rubrum,* dont l'origine remontait à plus de quinze ans, un

les bras du corps pour affaiblir la sudation. Il reste ainsi trois quarts
d'heure dans le lit ; après quoi il s'habille, sort de l'établissement, et
fait une course *à pas rapides* pour entretenir la moiteur, et s'il ne
peut agir, il est convenable de le faire rentrer chez lui en voiture.

» Dans le bain russe, on chauffe brusquement le malade en faisant
arriver de la vapeur jusqu'à 55° de température ; après quelques minutes, on met le malade sous la douche froide. On recommence la
sudation et la douche quatre à cinq fois dans l'espace de vingt à vingt-
cinq minutes. On prend un ballet de feuilles et de tiges fines de bou-
leau avec lequel on frappe toute la surface du corps pour stimuler la
peau ; le malade n'est pas placé dans un lit ; en sortant de l'étuve, il
s'essuie, il s'habille, et fait une promenade à pas rapides.

» Dans le bain oriental, non seulement on pratique ces opérations,
mais on y joint le massage de tous les muscles, après avoir enduit de
savon toute la surface du corps, puis des lavages successifs de la
peau, et enfin des frictions et des essences.

» Ce qui doit préoccuper le médecin dans l'emploi de ces bains,
c'est l'activité qu'ils peuvent faire prendre momentanément à la circulation ; de là, chez certaines personnes, des battements plus ou
moins violents à la tête ; chez d'autres, des palpitations ; chez quelques-unes, une certaine oppression. Les deux premiers phénomènes
sont presque toujours tempérés : 1° par des bains moins chauds ;
2° par l'usage répété de l'éponge froide appliquée sur la tête et sur la
région du cœur. Quant à l'oppression, elle n'est que temporaire, et il
est d'observation que ces mêmes personnes, qui ne supportent que
difficilement les bains de vapeur, supportent encore plus difficilement
le poids de l'eau dans une baignoire. Toutefois, comme on peut diminuer la hauteur de l'eau dans celle-ci, ce qu'on ne peut pas faire pour
le bain de vapeur, il s'ensuit qu'il faut, chez ces personnes, user de
beaucoup de modération à l'égard de ce dernier bain. *Je n'ai jamais
vu d'accidents graves survenir dans un bain de vapeur, à moins qu'ils
n'aient été le résultat de négligences ou d'imprudences (a).* »

Nous tenions à reproduire une partie de ce chapitre intéressant du
traité de M. Devergie. L'auteur, comme on a pu le voir, fait jouer un
grand rôle à la balnéation hydrothérapique et thermale ; et nous éton-

(a) *Traité pratique des maladies de la peau,* par A. Devergie, 3° édition, p. 761 et suivantes ; Paris, 1860.

lupus ancien, et une affection singulière de la peau se rapprochant de l'*urticaire chronique.*

Sur ce nombre, 3 malades ont guéri parfaitement, 1 a éprouvé une très grande amélioration, 1 une simple amélioration, et 2 sont repartis dans le même état, par suite d'un trop court séjour dans l'Établissement.

Réunis à tous les faits de cette classe observés précédemment, on trouve sur 11 malades :

5 guérisons, 3 fortes améliorations, 1 amélioration, 2 insuccès par insuffisance de traitement.

D'où la proportion pour 9 malades : guérisons, 55,55 0/0 ; fortes améliorations, 33,33 0/0 ; améliorations, 11,12 0/0.

La durée moyenne des traitements s'élève à 9 semaines 44 centièmes.

Les accidents syphilitiques secondaires et tertiaires, quoiqu'occupant souvent d'autres tissus que le derme, ont été

nerions bien plus le lecteur, si nous lui disions que cet auteur va encore plus loin, lorsqu'il donne comme précepte de recourir de préférence, dans certains cas, aux douches et bains d'eaux minérales artificielles , plutôt que d'adresser les malades aux stations thermales (a).

Il y aurait encore bien à dire au sujet de la balnéothérapie en général et des bains de vapeur en particulier, M. Duvergie n'ayant traité le sujet qu'au point de vue spécial des maladies de la peau ; mais cela nous amènerait trop loin du cadre que nous nous sommes tracé. Nous aurions voulu seulement qu'il insistât davantage sur le ridicule de cette crainte à conseiller l'administration de l'eau froide après une sudation, — crainte qui démontre si bien l'ignorance dans laquelle on est quelquefois du mécanisme d'action et des effets thérapeutiques de l'hydrosudopathie.

Au surplus, répétons avec l'auteur de ce traité éminemment pratique : « Laissons de côté la théorie ; c'est un résultat pratique que *nous venons* d'énoncer, et *nous avons* la conviction que son application ne fera pas défaut (b). »

(a) Ouvr. cité, p. 386.
(b) Ouvr. cité, p. 625.

compris dans cette classe pour éviter une nouvelle subdivision pathologique.

« En proposant l'hydrothérapie et ses dérivés dans les accidents syphilitiques cutanés, est-il dit dans le *Troisième Compte rendu de la clinique hydrothérapique de Longchamps,* page 113, nous n'entendons nullement, pas plus que nos devanciers dans cette question, faire de la thérapeutique spécifique analogue à celle des mercuriaux ou des iodures.

» Les sudations *prolongées* et les douches froides ne sont pas des altérants *spéciaux* au même titre que ces médicaments; mais dans ces affections, elles possèdent une action altérante *générale* sur tout l'organisme, dont le résultat définitif est une modification profonde dans la nutrition de l'économie tout entière.

» Plus le terrain sur lequel ou dans lequel la syphilis accomplira ses évolutions sera de mauvaise nature, plus celle-ci sera intense et tenace. C'est dans les constitutions chétives, chez les sujets lymphatiques, scrofuleux, que vous aurez le plus souvent l'occasion d'observer les plus déplorables effets de cette maladie virulente. Ajoutez-y l'action *déprimante* de la médication spécifique, et vous aurez un tout contre lequel l'organisme affaibli, sur lequel se passe la lutte entre le mal et le remède, résistera rarement sans y laisser beaucoup du sien. Par conséquent, si à l'aide d'une médication appropriée, vous pouvez redonner à l'organisme cette énergie qui lui manque, ou qu'il perd pendant cette lutte dont il est le théâtre, vous obéirez ainsi à une indication précieuse.

» A ce titre, l'hydrothérapie est une de celles auxquelles vous pouvez avoir recours. Elle ne détruira pas l'affection elle-même. Elle n'agira pas directement sur elle; mais, en reconstituant le malade, elle l'aidera puissamment à se débarrasser du virus qui le ronge, celui-ci ne vivant et ne 'se développant bien que sur les mauvais terrains (¹). »

Ces quelques considérations générales rapportées, voici trois faits de syphilis grave, dont la lecture nous paraît des plus intéressantes à plusieurs points de vue.

OBS. XXI. — M. X., trente ans, tempérament lymphatique sanguin, constitution forte, est adressé à *Longchamps* par son médecin habituel, M. Dubarry, de Condom (Gers), le 3 novembre 1862.

En 1859, accidents syphilitiques secondaires occupant la gorge, le cuir chevelu et la peau ; engorgement spécifique des deux testicules ; traitement incomplet ; les lésions ne disparaissent pas en totalité.

En 1861, récidive grave ; le malade, découragé, se met entre les mains du médecin de sa famille ; ce dernier le soumet à un régime et à une médication sévère, qu'il a le regret de ne pas voir suivie avec toute la régularité désirable ; vers la fin de cette même année survient une nouvelle récidive beaucoup plus grave que les précédentes.

Sur les conseils de son médecin, M. X. se rend à Paris, consulte M. Ricord, qui le fait placer dans une maison de santé ; cet habile praticien soumet notre malade, pendant cinq mois, à une médication composée ainsi qu'il suit :

1° Une pilule de proto-iodure de mercure, 10 à 20 centigrammes par jour.

2° Iodure de potassium en solution, 6 grammes par vingt-quatre heures.

3° Trois bains de vapeur par semaine.

M. X., très effrayé par les derniers accidents parus, qui sont graves, suit pour la première fois un traitement antisyphilitique dans toute sa rigueur.

(¹) *Troisième compte-rendu de la clinique de l'établissement hydrothérapique de Longchamps à Bordeaux, pour le deuxième semestre de 1861.* — Paris, 1861, p. 113.

Au bout de cinq mois, la guérison est parfaite en apparence, et le malade revient dans son pays. A peine y est-il depuis quatre semaines, que les accidents se reproduisent, et toujours, chose remarquable, sous les mêmes formes morbides et dans les mêmes points.

La saison des eaux approchant, son médecin l'envoie à Baréges, juin 1862.

M. le docteur Vergès le soumet, pendant quarante jours, aux eaux énergiques de cette station ; elles sont prises en boissons, en bains et en douches ; on y associe les mercuriaux et l'iodure de potassium.

Le malade, cette première saison thermale écoulée, prend vingt jours de repos, puis il fait une deuxième saison de trente jours.

M. X. rentre chez lui à la fin d'août ; pendant deux mois, il a l'espoir d'être radicalement guéri, lorsqu'à la fin d'octobre les mêmes accidents reparaissent, toujours dans les mêmes points, toujours sous les mêmes formes morbides ; en outre, il survient à la face une tumeur gommeuse qui rend le malade hideux et menace de compromettre l'œil droit.

M. X., effrayé de nouveau de cet état de choses, repart pour Paris et consulte plusieurs sommités médicales ; les uns, avec M. Cullerier, proposent la temporisation et un simple régime, tandis que les autres, et surtout M. Ricord, frappés de la marche foudroyante et grave du mal, insistent pour la reprise immédiate d'un traitement antisyphilitique des plus énergiques.

A ce moment, le malade, malgré sa robuste constitution, est tombé, sous l'influence *du mal et du remède* (syphilis, mercure, iodure de potassium, application très énergique et longue des eaux de Baréges), dans une anémie profonde qui vient compliquer cette triste position. Les voies digestives sont altérées ; il y a anorexie complète ; les quelques aliments que le malade se décide à prendre par raison sont à peine tolérés par l'estomac. Il y a des céphalées nocturnes violentes ; la prostration des forces, l'affaissement organique sont tels, qu'à eux seuls ils constituent un véritable danger immédiat.

A plusieurs reprises, il y a eu des accidents d'intoxication mercurielle ; encore aujourd'hui les dents sont décharnées, les gencives sont fongueuses et saignent au moindre contact. Dans ces tristes conditions, loin de chez lui, M. X. redoute de se livrer à une nouvelle médication antisyphilitique.

Sur les conseils de son médecin, il se rend à Bordeaux pour consulter M. le docteur Rey d'une part, et de l'autre pour nous demander notre opinion sur l'emploi de l'hydrothérapie dans un pareil cas.

Notre honorable confrère, M. Rey, remet à M. X. la consultation suivante :

« C'est la maladie vénérienne constitutionnelle, la diathèse » syphilitique, l'imbibition vénérienne, dans tous ou à peu » près tous les tissus de l'économie.

» Pustules vénériennes sur toute la peau ; chancres qui suc- » cèdent à ces pustules ; l'œil droit (paupière inférieure) est le » siége d'une sorte de bubon ; l'épaisseur de la joue droite » contient une collection gommo-vénérienne.

» L'occiput présente un archipel*de chancres (¹), famille » d'individualités vénériennes dont chaque membre se trouve » parfaitement capable, tous les autres supposés éteints, de » reproduire l'ensemble du désordre.

» Cette situation d'empoisonnement en permanence constitue » sans cesse, à chaque fraction de seconde, un mal cent millions » de fois plus grand que celui que l'on se fit en prenant la » syphilis pour la première fois. »

Suit un traitement antisyphilitique *intrà* et *extrà* des plus complets, ayant pour base le *mercure en bains, en injections, en pilules, en sirops, en pommades, en lotions, etc.*, et à très haute dose ; l'iodure de potassium, les amers, le quinquina, les ferrugineux, le lait cru sortant du pis de la vache, les viandes crues, grillées, rôties, les bains salés et aromatiques et du bon vin.

Le malade, toujours très affaibli, se refusa, comme il venait

(¹) Cet *archipel* était tellement profond, qu'il y avait eu destruction complète des bulbes pileux dans ces points.

déjà de le faire à Paris, à entreprendre pareil traitement, si complexe, avec un estomac délabré, et il s'en tint au dernier conseil de son médecin.

Au moment du traitement, 3 novembre 1862, M. X. est dans l'état suivant :

Toute la région occipitale du cuir chevelu est couverte de plaques ulcéreuses ; sur tout le corps, on trouve de larges plaques squameuses ; l'arrière-gorge et les piliers sont ulcérés profondément.

Sur la face, on trouve cinq tumeurs gommeuses, dont quatre en suppuration et ouvertes à l'extérieur ; elles sont placées deux au niveau des paquets adipeux des joues, une autre, la plus ancienne, sous la paupière inférieure de l'œil droit, et deux encore au niveau des branches horizontales du maxillaire inférieur. De ces deux dernières, une seule n'est pas encore ouverte ; mais elle est complètement abcédée, et la peau qui la recouvre est violacée et menace de se rompre. Des pertuis siégeant au niveau des autres, s'échappe un liquide purulent assez mâl lié. Le malade dort peu, incommodé qu'il est par une céphalée nocturne et des douleurs ostéocopes ayant pour siége les tibias ; on trouve des bosselures le long de la crête de ces deux os.

M. X. est soumis aux prescriptions suivantes :

1° Pansement des plaies du cuir chevelu avec la pommade suivante :

> Axonge............................ 30 grammes.
> Sous-nitrate de mercure desséché....... 40 centigr. (¹)

2° Rob Boyveau-Laffecteur, deux cuillerées par vingt-quatre heures pendant les premiers huit jours ; ensuite deux à trois cuillerées matin et soir au maximum (²).

(¹) Cette pommade nous a rendu fréquemment des services considérables dans des cas analogues à celui-ci ; on ne saurait dire la rapidité avec laquelle elle opère la cicatrisation des ulcères syphilitiques anciens et chroniques.

(²) Cette préparation, quoi qu'en aient dit son auteur et ses succes-

3° Bains de caisse à vapeurs humides, térébenthinées et aromatisées, répétés tous les matins, au début pendant quinze minutes, plus tard une demi-heure ; aussitôt après ce bain, douche froide générale sur tout le corps à 12 degrés pendant une à deux minutes.

La température de la caisse était portée très graduellement de 30 à 40 degrés, de manière à obtenir l'*effet sudorifique* et non l'*action révulsive*.

Forget (de Strasbourg), a dit avec beaucoup de raison, dans un passage de son traité *Des éléments et des principes thérapeu_tiques,* que ce n'est que dans les salles de vénériens transformées en étuves ou sous le ciel brûlant du Mexique, que les agents sudorifiques tels que le gaïac, la squine, la salsepareille, le sassafras, sont arrivés à usurper le titre de sudorifique.

De l'eau très chaude et en abondance est un moyen bien supérieur. Mais, pour cet éminent praticien comme pour nous, les *bains de vapeur* méritent seuls d'occuper cette place importante de la thérapeutique ([1]).

4° Tous les soirs, le malade prenait une douche froide en jet et en pluie générale de trente secondes à une minute de durée, et suivie d'une immersion très courte (dix à quinze secondes) dans la piscine à eau courante.

Au bout de *quatre jours,* les plaies ulcéreuses du cuir, chevelu étaient sensiblement modifiées, et le derme en partie dépouillé des squames qui le recouvraient.

Huit jours après le début du traitement, ces plaies sont guéries, et la gorge est en bon état.

Quinze jours plus tard, les tumeurs gommeuses ne donnent

---

seurs, contient manifestement un sel mercuriel ; il suffit, pour s'en convaincre, de forcer un peu la dose de ce rob pour entraîner immédiatement des accidents de salivation. Mais cette préparation possède la ressource précieuse de faire passer le mercure inaperçu par l'estomac ; à ce seul titre, elle nous paraît utile en pareil cas.

([1]) Forget, *Principes de thérapeutique générale et spéciale.* Paris, 1860, p. 189.

plus ; à leur place, nous trouvons un noyau dur comme une noisette. Au bout d'un mois de traitement, la tumeur gommeuse qui était complètement suppurée, mais non encore ouverte lors de l'entrée du malade, s'ouvre par un pertuis cutané extrêmement fin, et il ne sort qu'*une cuillerée à café de sérosité claire et filante ;* deux jours après, il était fermé. Il s'était donc passé en ce point un phénomène de résorption des plus énergiques.

L'appétit, les forces générales sont revenues ; l'embonpoint et le teint du sujet dénotent combien la reconstitution totale s'est faite avec rapidité.

A cette époque, on supprime le rob, et l'on prescrit l'iodure de potassium à *dose réfractée*, 40 centigrammes de ce sel dans un grand bol de tisane de saponaire, pris en *quatre fois* dans les vingt-quatre heures.

Quinze jours après, M. X. quitte *Longchamps* dans un état parfait de santé, et revient depuis lors à plusieurs reprises nous faire constater sa guérison et son maintien ([1]).

Le second cas de syphilis que nous mettons en regard du précédent est un exemple frappant de la gravité et de la marche foudroyante qu'affecte quelquefois cette maladie virulente, et de l'intolérance de certains organismes pour le mercure et l'iode.

Obs. XXII. — M. X..., trente-cinq ans, tempérament lymphatique, constitution moyenne, ajusteur mécanicien, habite Madrid ; entré à *Longchamps* le 13 mars 1864.

Ce malade a eu un chancre il y a deux mois. Cinq semaines après son apparition, ecthyma syphilitique envahissant tout le corps et la face, impétigo au cuir chevelu, érythème violacé couvrant l'isthme du gosier.

([1]) Il y a quelques jours encore qu'il nous était donné de nous assurer de la solidité et de la durée de ce remarquable résultat thérapeutique. Voilà plus de deux ans que M. X. a cessé tout traitement.

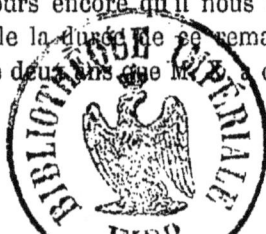

M. X... est soumis à un traitement mercuriel par un médecin de Madrid; huit jours après surviennent une salívation abondante et une hématémèse. On renonce aux préparations hydrargyriques; elles sont remplacées par l'iodure de potassium. Ce médicament, sans produire d'aussi mauvais résultats que le précédent, ne peut être toléré : il provoque une diarrhée séreuse abondante, une anorexie complète, le rejet des aliments, et l'hématémèse continue. Les forces générales diminuent à un tel point qu'il est impossible au malade de marcher; il lui semble, dit-il, qu'il ressent cette fatigue profonde, ce sentiment de brisure dans les jarrets qu'on observe au début des convalescences des longues maladies.

Aux accidents précédents se sont joints un ictère grave et une hémorrhagie nasale abondante se renouvelant jusqu'à cinq et six fois par vingt-quatre heures. Les caillots sanguins sont mous et diffluents.

Nous aurons complété la description de l'état actuel du malade, en disant que les symptômes précédents se sont considérablement aggravés par suite du voyage fait de Madrid à Bordeaux, et en mentionnant un état fongueux des gencives avec saignement au moindre contact.

Lorsque nous parlons à M. X... de reprendre le traitement mercuriel à peine ébauché et l'iodure de potassium, il fait des signes de dénégation, et ne croit pas qu'il lui soit possible de supporter la moindre dose de ces deux médicaments. Mais, instruit de la propriété qu'avait l'*action sudorifique* de l'hydrothérapie pour faire *supporter* et *absorber* ces agents thérapeutiques, on passe outre, et l'on institue un traitement antisyphilitique :

1º Quatre pilules par vingt-quatre heures, composées chacune :

Sublimé.......................... 2 milligrammes.
Extrait thébaïque............... 1 centigramme.
Extrait de gaïac................ 1 décigramme.
Pour une pilule.

2º Iodure de potassium, 1 gramme par vingt-quatre heures,

pris en *huit fois* dans un grand bol de tisane de saponaire.

3° Deux bains de sublimé par semaine, contenant chacun :

> Sublimé...................... 8 grammes.
> Alcool, q. s. pour dissoudre.
> Durée, quarante minutes.

4° Deux bains de Baréges chaque semaine, additionnés chacun de :

> Gélatine...................., 1 kilogramme.
> Durée, quarante minutes.

5° Sur les plaques ulcérées du cuir chevelu, pansement avec la pommade suivante :

> Axonge...................... 30 grammes.
> Sous-nitrate de mercure desséché... 40 centigrammes ([1]).

6° Trois fois par semaine, le matin, sudation dans une caisse chargée de vapeurs humides, aromatisées et thérébentinées, pendant vingt-cinq minutes ; et aussitôt après, douches en pluie et en jet, générales, pendant deux minutes, avec de l'eau à 12 degrés, suivies d'une immersion dans la piscine avec douche en lame pendant une minute.

7° Trois autres fois par semaine, le matin, un grand bain de vapeur humide, suivi d'une sudation au maillot pendant une heure, et d'une douche générale froide de trois minutes ([2]).

8° Tous les soirs, avant le bain de Baréges ou de sublimé, douche en pluie et en jet froide, pendant une minute.

Sous l'influence de *l'action sudorifique* des bains de caisse et d'étuve, les préparations mercurielles *sont supportées pendant vingt jours.* Au bout de cette période de temps, on suspend les

---

([1]) Nous avons appris, et nous sommes heureux de le consigner ici, qu'un de nos distingués confrères de Bordeaux, M. Cazenave, est l'auteur de cette formule.

([2]) Si l'on nous demande pourquoi nous employons concurremment la caisse et l'étuve pour produire l'*action sudorifique*, c'est que l'un de ces deux moyens, l'étuve, étant très actif, il fallait le remplacer par la caisse de temps à autre, pour ne pas épuiser le malade.

pilules de sublimé, et elles sont remplacées par quatre cuillerées à bouche de rob Boyveau-Laffecteur, prises dans les vingt-
quatre heures.

Dans l'espace d'un mois de ce traitement, tous les accidents
syphilitiques cutanés de la gorge et du cuir chevelu ont disparu; l'hémathémèse et l'épistaxis avaient cessé dès le troisième
jour; l'appétit est revenu d'une manière exagérée, sous l'influence
de la spoliation énergique de l'économie par les sueurs.

A cette époque, le malade cesse son traitement hydrothérapique, malgré tous nos efforts, et va passer dans sa famille les
quelques jours de congé qui lui restent.

Pour se mettre à l'abri d'une récidive, il reprend les pilules
de sublimé et l'iodure de potassium *aux mêmes doses*. A peine
est-il chez lui depuis huit jours, qu'il se déclare des ulcérations
graves dans le larynx, crachats sanguinolents et muqueux,
aphonie complète; respiration laryngée, sifflante, anxieuse;
douleur vive au niveau de l'os hyoïde; toux incessante, gêne
extrême pour parler et même pour avaler; sensation d'un
corps étranger au fond de l'arrière-gorge, amenant de fréquents
efforts de déglutition; réapparition de l'ecthyma; l'appétit,
les forces, en un mot cette reconstitution énergique de l'économie obtenue, disparaissent dans le même espace de temps, et
une salivation extrêmement abondante, avec diarrhée séreuse,
oblige M. X... à cesser aussitôt les antisyphilitiques. Les accidents du foie et l'ictère, qui seuls n'avaient pas complètement cessé, reprennent leur intensité première.

M. X... se hâte de revenir à *Longchamps,* et de nouveau on
reprend les traitements antérieurs, auxquels on ajoute, en vue
des lésions dont le larynx est le siége, des douches d'eau pulvé-
risée avec la liqueur de Van Swieten, étendue d'eau dans la
proportion des trois quarts (¹).

(¹) Voici le détail de ce procédé, que nous croyons très important à
faire connaître : On élevait la température d'une caisse de Mathieu (de
la Drôme) à l'aide d'un jet de vapeur. Puis, le malade introduit et la
porte bien fermée, on chargeait l'air que le malade était obligé de res-
pirer de la solution médicamenteuse réduite en poussière; on obtenait

Comme la première fois, l'*action sudorifique* des bains de caisse et des bains de vapeur et l'*action reconstituante* et *tonique* de la douche froide conjurent l'orage; elles amènent la tolérance par l'économie des préparations iodées et hydrargyriques, et dans un espace de temps plus court que la première fois, M. X... revient à la santé (²).

Toutefois, il est évident qu'il est loin d'être guéri, et que la continuation des douches froides et des antisyphilitiques serait de toute nécessité. Malheureusement pour lui, il est obligé d'aller reprendre à Madrid la direction d'un important atelier.

Il m'est permis d'espérer qu'on verra dans ce fait la démonstration évidente des *actions sudorifiques et reconstitutives* de l'hydrothérapie, et le rôle très important, quoique secondaire, que peut jouer cette méthode dans la thérapeutique de la syphilis, en aidant à l'absorption des antisyphilitiques et en les faisant tolérer par l'économie.

De même, on saisira aisément la part importante qu'a eue la pulvérisation dans la guérison d'un des accidents secondaires de cette affection générale. Et qui peut supputer l'étendue du service qu'a rendu la méthode de M. Sales-Girons dans cette circonstance? Car ignore-t-on les dangers foudroyants qui éclatent parfois, lorsque les tissus muqueux et sous-muqueux du tube laryngien sont enflammés, ulcérés? Un œdème de ces régions pouvait naître aisément de cet état pathologique, et compromettre immédiatement la vie du malade.

Enfin, nous poserons la question suivante aux opposants de la méthode de notre éminent confrère : Qu'auriez-vous fait

ainsi un double effet : *Absorption* par la peau et surtout par la muqueuse des voies respiratoires, et *action topique* sur le derme malade et sur le larynx ulcéré.

(¹) Cinq séances de pulvérisation ont suffi pour faire disparaître les lésions siégeant dans le larynx Chaque séance avait duré en moyenne de quinze à vingt minutes.

en pareil cas? A quel autre procédé plus aisé, plus praticable, plus agréable pour le malade, et plus sûr, plus précis en même temps, auriez-vous eu recours pour obvier à ces accidents laryngés?

Vous confiant entièrement à l'action générale des mercuriaux, auriez-vous laissé de côté toute tentative locale? Les dangers qu'aurait courus le malade me répondront du contraire; et si, connaissant la méthode de la pulvérisation et ayant les moyens nécessaires pour en user, vous eussiez renoncé à son bénéfice, nous dirons hautement que c'eût été une faute grave.

Un troisième exemple montrera un autre aspect, un autre côté de la médication hydrothérapique dans la syphilis.

Dans les deux qui précèdent, c'est aux actions sudorifique et tonique reconstitutives qu'on a eu recours; dans le suivant, c'est à son *action altérante générale* qu'on s'adresse, et en même temps à sa propriété si précieuse, et peu connue encore malheureusement, de favoriser, d'activer, de développer à un degré extrême l'action médicatrice et l'assimilation des agents de la matière médicale, comme l'iode et le mercure.

Obs. XXIII. — L'histoire pathologique de M. X..., quoique très ancienne, pivote sur ce seul fait, à savoir : qu'atteint d'une syphilis constitutionnelle, il y a plus de trente ans, il est survenu, à la suite des premiers symptômes d'intoxication, des accidents tertiaires à évolution très lente, mais toujours, jusqu'à aujourd'hui, à marche constamment croissante et envahissante.

Ces accidents ont été et sont les suivants : tendinites chroniques, tumeurs gommeuses dans l'épaisseur des muscles des quatre membres, périostites lentes suivies de nécrose; l'humérus, le radius, le cubitus, le fémur, le tibia, les os du tarse, du carpe, les phalanges et les côtes ont été particulièrement atteints; pour dernier trait caractéristique, retractions musculaires, altération des extrémités des os, ankyloses fibreuses.

M. X..., au moment du traitement hydrothérapique institué, est cul-de-jatte; il y a flexion complète des jambes sur les cuisses; il peut à peine mouvoir les bras; les poignets et les coudes sont ankylosés, mais à un moindre degré que les membres inférieurs.

Ce malade a toujours conservé une santé parfaite et un excellent estomac, malgré les *doses énormes* et *longtemps administrées* des préparations iodées et mercurielles.

Outre plusieurs de nos confrères distingués de Bordeaux, MM. Ricord et Velpeau ont été appelés à le traiter. Les médicaments administrés *n'ont jamais paru agir*. Notre confrère, M. Dupuy, appelé à son tour à lui donner des soins, a prescrit de rechef les mêmes préparations antisyphilitiques, mais en conseillant, sur notre avis, l'emploi simultané de l'hydrothérapie.

Cette dernière a été instituée de la manière suivante :

Grand bain de sudation avec des vapeurs humides et aromatiques pendant vingt minutes, suivi d'une douche générale froide et d'une sudation d'une heure dans les couvertures.

Ce traitement a été suivi depuis le 10 mai 1862 jusqu'à ce jour. Dans cet espace de deux ans et demi, M. X... a pris plus de deux cents bains de vapeur et douches sans presque discontinuer, et aujourd'hui les résultats suivants sont acquis définitivement :

1° Plus d'apparition nouvelle de tumeurs gommeuses et de tendinites ;

2° Plus de nouveaux foyers de nécrose et de carie, et les points existants considérablement diminués ou disparus.

3° Des deux jambes, l'une est presque rectiligne, l'autre un peu moins, et aux deux, l'articulation tibio-fémorale est redevenue libre. M. X... peut se tenir aisement assis, les deux jambes pendantes, et debout, presque droit, en appuyant une main sur le dossier d'une chaise.

Le traitement est continué, et malgré l'âge du sujet, soixante

ans, l'ancienneté du mal (trente ans), notre confrère, M. Dupuy, pense comme nous qu'on obtiendra une guérison complète.

Que n'a-t-on employé ces moyens d'action trente ans plus
tôt !

Cette guérison ne peut s'expliquer que de deux manières :
ou l'hydrothérapie a agi seule (et nous sommes trop modeste et surtout trop croyant dans l'action thérapeutique des
antisyphilitiques pour ne pas reporter à eux principalement
l'action curative obtenue), ou bien elle a aidé, comme *médication complémentaire* très utile, puisque les agents *iode* et
mercure, qui ont été donnés aujourd'hui comme autrefois,
n'ont cependant révélé leur propriété curative qu'après leur
association à l'hydrothérapie.

Cette dernière a donc agi en *exaltant* leur action médicatrice, en amenant leur *assimilation* à l'économie.

Une comparaison fera bien saisir toute notre pensée à cet
égard.

Lorsqu'on 'étudie la photographie, on est frappé au premier abord de la simplicité du procédé. Une seule substance
susceptible de s'altérer, dans certaines conditions données,
sous l'influence des rayons solaires, peut suffire à l'opéra-
teur; mais si l'on ajoute à cette matière : iode, collodion,
albumine, etc., une seconde matière quelquefois neutre à
ses rayons, on s'aperçoit combien la propriété de la première,
lente à se développer, est exaltée et devenue plus sensible à
ces mêmes rayons.

De même, L'ACTION HYDROTHÉRAPIQUE n'a qu'un seul but :
fortifier, tonifier l'organisme, relever ses *forces vives, pri-
mordiales,* lui permettre de résister à la fois à l'action
déprimante du virus et de la médication, et de retirer de
cette dernière toute la *puissance curative* qu'elle peut pos-
séder.

L'hydrothérapie ne guérit pas la syphilis ; mais elle favorise singulièrement l'action thérapeutique des agents *iode* et *mercure,* dirigés contre cette redoutable affection.

Est-ce à dire qu'il n'y ait aucun échec par cette méthode de traitement? Bien loin de là. Mais l'exception prouve ici en faveur des règles générales qui viennent d'être posées.

CHAPITRE VII.

11º CLASSE. — *Des affections des systèmes circulatoire et lymphatique.*
(10 Observations.)

S'il est une vérité acquise en hydrothérapie, c'est sans contredit l'action tonique et reconstitutive que l'on retire de la douche froide.

A chacune des pages qui précèdent, cette vérité ressort et trouve sa démonstration dans la plupart des faits rapportés dans ce travail.

On ne doit jamais oublier que, dans les maladies chroniques, tous les appareils de l'économie sont plus ou moins atteints, suivant leur degré de relation avec celui d'entre eux qui porte la lésion principale, et de tous, l'appareil digestif est le premier et le plus sensiblement affecté. Il est également démontré que l'une des conditions essentielles pour ramener à la santé un corps débilité par une maladie à longue période, c'est de rétablir les fonctions de l'estomac. Mais qui ne voit que cette altération dans les fonctions du tube digestif est une des causes premières de l'appauvrissement du sang qu'on observe dans les maladies chroniques; qu'on ne peut reconstituer les éléments de ce dernier qu'à l'aide de bons matériaux, et que ceux-ci exigent, pour se produire, de bons aliments et surtout de bonnes digestions?

Au chapitre des *affections des voies digestives,* il a été démontré pratiquement combien est grande l'efficacité de l'hydrothérapie pour rétablir les fonctions stomacales et intestinales. On a vu également la part considérable de l'*action tonique reconstitutive* de l'eau froide dans le traitement des maladies nerveuses et viscérales.

L'indication thérapeutique est analogue et des plus simples à remplir dans les affections des systèmes circulatoire et lymphatique : refaire, améliorer les éléments du sang en produisant de meilleurs matériaux, et obtenir ces derniers en favorisant, en activant le travail digestif.

MM. Trousseau et Pidoux ont dit depuis longtemps que le fer n'agit pas, employé comme tonique, à titre d'agent chimique destiné à remplacer celui qui manque dans le sang, mais bien comme agent stimulant de l'organisme en général et des fonctions digestives en particulier.

Que fait la douche froide, sinon stimuler énergiquement tous les appareils de l'économie? Est-il besoin d'ajouter que depuis bien longtemps le froid est considéré comme un agent tonique général par tous les thérapeutistes? Si cela ne suffisait pour convaincre certains esprits, ils n'ont qu'à étudier et comparer l'hygiène et la nourriture de l'homme, suivant qu'il habite des climats très chauds ou très froids.

Si les peuplades du nord peuvent tolérer et digérer des aliments fortement azotés et carbonés, c'est grâce à l'action tonique du froid. Transportez l'individu des régions glaciales sous les tropiques, il fera comme l'habitant de ces derniers pays : il devra se nourrir de légumes, de fruits, de racines, de poisson, de viandes blanches; sinon, il périra rapidement, et les organes digestifs, l'estomac, les instestins, le foie surtout, seront toujours les premiers appareils altérés profondément. Pourquoi? Parce que dans les régions chaudes ces organes n'ont pas besoin de fonctionner si activement que dans les pays froids. Et si l'on veut pousser l'explication physiologique de ce fait dans ses limites extrêmes, on arrive à constater que cette impuissance des voies digestives dans les pays chauds ne tient pas à la faiblesse des organes eux-mêmes, mais à ce que, dans les régions chaudes, la trame organique azotée et carbonée s'use moins vite que dans les pays froids. Dans ces derniers, l'organisme ne peut lutter contre l'abaissement de la température qu'à la condition de produire beaucoup de chaleur animale. Cette dernière, ayant pour origine principale l'assimilation et la désassimilation des éléments carbonés et azotés, a besoin que l'estomac lui en fournisse beaucoup.

Dans les pays chauds, ces éléments sont toujours en trop grande quantité; il faut des aliments tout à la fois peu riches et n'exigeant pas un long travail digestif.

Une dernière preuve de ce fait physiologique, c'est que dans les régions chaudes assez déshéritées de la nature pour ne produire ni fruits, ni légumes, et dont les relations avec les autres pays sont difficiles ou coûteuses, la mortalité par altération des voies digestives ou de leurs annexes est effrayante. L'homme de ces climats étant obligé de se nourrir de viande, introduit dans l'économie des éléments qu'elle ne peut utiliser complètement; d'où un surcroît considérable et inutile dans la fonction digestive ([1]).

([1]) On pourra lire à ce sujet les détails que V. Jacquemont donne dans sa correspondance pendant son voyage dans l'Inde (1828-1832), sur l'hygiène et la nourriture comparée des riches Anglais séjournant dans ce pays, et des indigènes. Les premiers, ne cesse-t-il de répéter, malgré toutes les douceurs, le confortable de leur vie, périssent par excès de table dans ce climat brûlant. L'apoplexie, les affections du foie, la dyssenterie, etc., font des ravages effrayants. Les indigènes, au contraire, surmenés de travail dans ces régions torrides, infestés par les fièvres paludéennes, sont secs, nerveux, résistent beaucoup mieux à l'inflence dévorante du climat, grâce à leur sobriété. Un peu de riz ou de maïs cuit au lait ou à l'eau fait la base de leur nourriture. Victor Jacquemont lui-même, pendant longtemps, ne dut son salut, sa vigueur, son énergie et la conservation de sa robuste santé, durant un voyage dans les régions les plus inexplorées de l'Inde, du Thibet de la Tartarie, du pays de Cachemire, des chaînes de l'Hymalaya,

Nous voilà bien loin de notre modeste cadre et de son côté pratique; hâtons-nous d'y revenir. S'il n'a pas le brillant et le charme des idées spéculatives, il a du moins l'avantage de ne pas égarer l'esprit.

Les faits appartenant à cette classe sont au nombre de dix pour l'année 1862.

Précédemment, depuis 1860, il n'y avait eu qu'un seul fait de ce genre à signaler. On voit que les idées justes font vite leur chemin.

Ces cas pathologiques ont donné les résultats suivants :

Guérisons	8
Forte amélioration	1
Amélioration	1
Insuccès	»

La durée des traitements a été de 2 à 20 semaines, en moyenne 6,50.

L'âge, au moment du traitement, était de 10 à 39 ans, en moyenne 24,50.

Il y a eu sur 10 malades 5 personnes du sexe féminin.

Le traitement employé a été le suivant :

Douches très froides et très courtes en pluie et en jet,

qu'en suivant ce régime. Son voyage dura cinq ans. Il fit dans cet espace de temps plus de quatre mille lieues à pied ou à cheval, dormant presque toujours en plein air, sous la tente. Les seuls dérangements qu'il eut, furent occasionnés, dit-il, par les excès de table qu'il se voyait dans la nécessité de faire lorsqu'il séjournait quelques jours dans les villes de Delhi, de Benarès, de Lahore, de Calcutta, de Bombay, etc., au milieu des magistrats, des officiers, des directeurs de la Compagnie anglaise des Indes, qui lui donnaient une opulente hospitalité.

Nous recommandons la lecture de cette œuvre; elle fournit des faits intéressants au géologue, au naturaliste, au médecin, au penseur, à l'économiste, au géographe, écrits dans un style clair et simple, et empreints d'une grâce et d'une vérité touchantes. (*Correspondance de V. Jacquemont avec sa famille et plusieurs de ses amis pendant son voyage dans l'Inde.* (1828-1832) 2, V.)

dirigées sur tout le corps (10 à 12° — 15 secondes à 1 minute), suivies, au bout de quelques jours, d'une immersion dans la piscine pendant 1 à 2 minutes, avec douches en lame pendant toute la durée du bain. Huit jours avant chaque époque, on supprimait ces douches et on administrait la douche alternative (dite *écossaise*) sur le cercle inférieur du corps, pendant 3 à 5 minutes, dans le but de faciliter l'hémorrhagie menstruelle.

Les faits de cette classe se ressemblent tous; il en est un cependant qui mérite une mention particulière, en ce que l'anémie avait pour origine une fièvre intermittente rebelle, guérie quelques mois auparavant par l'hydrothérapie, affection que ni la quinine, ni Luchon, n'avaient pu faire disparaître. M. Lanelongue père, qui avait adressé la malade à Longchamps, nous a confirmé depuis la persistance de cette belle cure.

Des nombreux faits observés jusqu'à aujourd'hui, pendant une période de sept années, l'on peut déduire les préceptes suivants :

Les chloroses et les chloro-anémies peuvent se diviser en deux groupes bien distincts, au point de vue thérapeuthique. Le premier se compose des cas dans lesquels les toniques, quinquina, fer, etc., réussissent très bien et suffisent amplement à guérir. Ils sont nombreux. Le deuxième groupe est formé de ceux qui, souvent pour une raison tout à fait inexplicable, inaccessible jusqu'ici à toutes les investigations des physiologistes et des pathologistes, ne peuvent supporter aucun tonique. Chez ces derniers, les meilleures préparations ferrugineuses, les plus inoffensives, les mieux dosées, les mieux fractionnées, amènent fatalement des troubles rebelles dans les fonctions digestives. A ceux-là, l'hydrothérapie fera le plus grand bien. Cette méthode n'aura pas acquis, à ce titre, une supériorité d'action sur les toniques précédents : elle prétendra tout simplement au titre de médication tonique recons-

titutive, extrêmement utile dans certaines chloroses et
chloro-anémie ; elle y prétendra *toujours sans exception*
toutes les fois que les voies digestives seront lésées, et
qu'elles ne pourront supporter une médication interne.
Recourir alors à une médication qui, laissant en repos et
dans leur intégrité les organes malades, susceptibles,
s'adresse à l'organisme entier par une voie saine comme la
peau, et apte à la supporter, c'est faire de la thérapeutique
essentiellement physiologique, éminemment logique et rationnelle. Procéder différemment, c'est tomber dans l'erreur,
et malheureusement l'exemple en est commun.

CHAPITRE VIII.

7e Série.

12e CLASSE. — *Des accidents consécutifs à l'absorption de substances*
toxiques. — (2 Observations.)

Jusqu'à ce jour, les travaux publiés sur la clinique hydrothérapique de Longchamps se sont arrêtés à la classe pathologique qui précède.

Les faits d'intoxication palustre trouvaient naturellement
leur place dans la classe des affections auxquelles elle avait
donné naissance : fièvres intermittentes, chloro-anémie, maladies du foie, de la rate, etc. Mais, dans l'année 1862, il a
été donné d'étudier chez deux malades l'action thérapeutique de l'eau froide dans les accidents toxiques succédant à
des doses exagérées d'absinthe ou de noix vomique.

Les voici, tels que le registre d'inscription les fournit :

OBS. XXIV. — M. X..., âgé de vingt-neuf ans, tempérament lymphatique sanguin, constitution très affaiblie, entre à
Longchamps le 1er mai 1862.

A dix-sept ans, ce malade commence à prendre de l'absinthe; à dix-huit, il contracte des chancres mous suivis de bubons suppurés : traitement mercuriel léger, pas d'accidents consécutifs. A vingt-un ans, il s'engage, et sert en Afrique pendant cinq ans. Il conserve la déplorable habitude de boire tous les jours de quatre à douze petits verres d'absinthe, et commet de grands excès vénériens.

A vingt-sept ans, il quitte le service, et va à Paris pour faire son droit; il se livre plus que jamais à ses déplorables excès. Un an après, il se rend à Toulouse, espérant, en changeant de lieu, triompher de ses mauvaises habitudes. L'énergie lui fait défaut, et alors surviennent des accidents assez sérieux : hallucinations, cauchemars affreux à peine assoupi, s'accompagnant de soubresauts dans les tendons et de contractures involontaires.

Pour goûter quelques instants de repos, M. X... est obligé de se promener tout nu dans sa chambre, exposé au froid le plus vif. La nuit, il existe une érection permanente, qui s'exagère encore aussitôt qu'il s'endort. Le jour, satyriasis poussé à un tel degré, qu'il lui faut toujours une femme à ses côtés pour lasser ses désirs immodérés, « sinon, ajoute-t-il, j'ai peur de me porter à un acte coupable sur la première femme que je rencontrerai. »

Cet état affreux dure depuis environ huit mois, lorsque ce jeune homme est adressé à l'établissement.

L'intelligence est encore nette; la mémoire seulement est affaiblie; il peut lire longtemps sans se fatiguer, et préfère la lecture des ouvrages sérieux aux romans. Idées tristes, peur de la mort, découragement profond, insouciance pour tout ce qui l'environne. La constitution est profondément débilitée; anorexie complète.

Prescriptions :

1° Régime sévère, pas de vin, viandes noires sans épices;

2° Douche périnéale à 12°, pendant vingt-cinq minutes;

3° Douche générale en pluie à 12°, pendant une minute;

4° Douche en jet à 12°, dirigée spécialement sur les reins pendant deux minutes;

5° Immersion dans la piscine sans douche en lame, pendant une minute.

Dès la première douche périnéale, il n'y a plus eu d'érection la nuit, et le satyriasis disparaît au bout de quatre jours (¹).

Après cinq semaines de traitement, M. X... était complètement guéri. Nous avons eu le plaisir d'apprendre de lui-même qu'il n'avait pas repris ses mauvaises habitudes, et que le résultat obtenu était complet et définitif.

Il est à remarquer, comme fait physiologique très intéressant, que dès lors que l'excitation artificielle dont les organes génitaux étaient le siége chez lui eut disparu, il y eut une inertie complète dont la durée fut d'autant plus longue que l'appareil avait été plus longtemps surmené.

OBS. XXV. — M. X..., âgé de vingt-trois ans, tempérament nerveux, constitution sèche, vient à l'établissement le 12 août 1862, adressé par M. le Dʳ Mabit.

Ce malade est originaire de Rio-Janeiro ; il y est resté jusqu'à l'âge de quatorze ans. En 1854, un éléphantiasis dont il était atteint depuis l'âge de sept ans paraissant faire tout à coup des progrès rapides, sa famille l'envoie en France, où il séjourne pendant huit ans. Rentré à Rio en septembre 1860, parfaitement guéri, il est très fatigué par ce climat chaud auquel il n'est plus habitué.

Un médecin est consulté, et prescrit l'extrait de noix vomique à haute dose, dit le malade (²).

(¹) On ne saurait croire combien est grande la puissance de sédation de la douche périnéale, dans toutes les affections inflammatoires ou spasmodiques des régions profondes de l'urètre et de ses annexes, col de la vessie, vésicules séminales, et dans les douleurs névralgiques des cordons ; de l'épidydime ou des testicules, contre lesquelles échouent si souvent les narcotiques, les sédatifs, les antispasmodiques les plus énergiques.

La douche périnéale les remplace tous sans exception, et leur est tellement supérieure en énergie, en durée et en rapidité d'action, qu'on doit s'étonner à bon droit de ne pas la voir employer plus fréquemment.

(²) Il nous a été impossible de préciser ce point important à bien faire connaître, comme on le verra tout à l'heure.

Au bout de quinze jours de ce traitement, M. X... est tout à coup pris, dans la nuit du 15 avril 1861, d'un tremblement convulsif choréiforme dans tout le côté gauche du corps; il n'y eut pas la moindre douleur pendant ce premier accès.

Ces convulsions durèrent une partie de la nuit, et le matin tout avait cessé; l'intelligence n'avait pas été altérée un seul instant; il n'y avait pas eu de perte de connaissance. M. X... se rend à son bureau et se livre à ses occupations habituelles.

Le soir, à huit heures, il ressent tout à coup une douleur atroce partant de la face dorsale de la main gauche et gagnant tout le bras, la face, le tronc et le membre inférieur du même côté; cette douleur est accompagnée d'une contracture musculaire tétanique siégeant dans ces mêmes parties. *Au bout de quelques minutes seulement,* la douleur augmentant toujours devient intolérable, et une *syncope* a lieu.

La perte de connaissance dure trois quarts d'heure; à peine revenu à lui, les contractions, qui avaient cessé et fait place à une résolution musculaire complète, reparaissent pendant deux ou trois minutes, mais à un moindre degré; la douleur est moins forte, et le malade ne s'évanouit pas. M. X... reste pendant deux heures dans un calme complet; alors, la même crise nerveuse revient toujours et exclusivement dans tout le côté gauche; elle présente le même ordre de succession dans les symptômes, mais à un moindre degré, et la perte de connaissance n'a pas lieu. La même scène pathologique se renouvelle ainsi à cinq reprises différentes, depuis les huit heures du soir jusqu'au lendemain deux heures.

On cesse la noix vomique, et on prescrit les opiacés.

Trois mois plus tard, il vient encore une crise analogue à la première, avec douleur atroce et syncope, mais plus violente, et qui laisse après elle une faiblesse musculaire telle, que le malade est obligé de garder le lit.

Dans l'intervalle de ces deux grandes périodes de crises, il est resté d'une manière permanente, jusqu'à ce jour, de petites contractions toniques dans les muscles fléchisseurs de l'avant-bras gauche et dans ceux du petit doigt.

Sa famille le renvoie en France, où il arrive le 17 novembre 1861. Le changement de pays, l'action stimulante d'un climat relativement froid par rapport à celui qu'il vient de quitter, relèvent les forces du malade et réveillent légèrement l'appétit.

Cinq mois après son arrivée, et un an environ après l'apparition de la maladie, il survient une autre crise aussi violente que les précédentes.

Les contractions toniques involontaires des muscles fléchisseurs de l'avant-bras gauche et du petit doigt de cette main persistent toujours; elles durent quelques secondes à peine, et reviennent en moyenne sept à huit fois dans les vingt-quatre heures. Il s'écoule rarement plus de huit jours sans qu'elles reparaissent.

Le malade nous signale encore ce fait : c'est qu'aussitôt la syncope arrivée, il y a demi-paralysie musculaire temporaire de tout le côté gauche, et la face, la bouche, le nez et les yeux sont déviés à gauche d'une manière permanente.

Il n'a jamais eu, dans aucune crise, ni les poings fermés, ni les pouces en dedans, ni d'écume à la bouche. L'intelligence est nette, intacte; pas de somnolence après les crises, rien en un mot qui pût faire conclure à l'épilepsie.

Cependant, nous émettons un doute sur la nature du mal. Il est fâcheux qu'on n'ait pu fixer la quantité de noix vomique absorbée dans les vingt-quatre heures.

Prescription :

1º Douche en pluie fine à 12º......... 1 minute.
2º — en jet forte.............. 2 minutes.
3º Piscine de 1 à 3 minutes graduellement.

Après trois mois de ce traitement, M. X... ne s'est plus ressenti de ces petites contractions tétaniques qui venaient d'une manière permanente; et depuis lors nous avons eu plusieurs fois l'occasion de voir ce malade, et de nous assurer que la guérison s'était parfaitement maintenue.

Le sujet n'avait jamais eu aucune affection vénérienne.

RÉSUMÉ.

On excusera tous les détails consignés dans un certain nombre des observations relatées; mais en fait d'ouvrages cliniques, nous n'en admettons que de deux sortes : beaucoup de faits résumés dans un simple intitulé indicatif, ou bien un petit nombre choisis parmi les plus importants à divers titres, et présentant tous les développements nécessaires pour en faire saisir la valeur réelle.

Accepter un moyen terme, et présenter, sous le prétexte d'éviter des longueurs, des observations tronquées, c'est paraître redouter la discussionet vouloir fuir le jugement de ses lecteurs.

Cela dit, voici le résumé succinct des points principaux de cette clinique :

Il y a eu 187 malades inscrits en 1862. Sur ce nombre, 166 ont été soumis à une médication hydrothérapique régulière, et ont fourni les résultats thérapeutiques suivants :

Guérisons............	81	48,79 0/0
Fortes améliorations.	48	28,91 0/0
Améliorations.......	24	14,46 0/0
Insuccès............	13	7,84 0/0

La durée du traitement a varié de 2 à 52 semaines. En moyenne, 6 semaines 79 centièmes.

L'âge de ces malades, autant qu'on puisse le connaître dans la pratique civile, particulièrement chez les femmes, a été, au moment du traitement, de 2 à 74 ans, et la moyènne s'est élevée à 35 ans 67 centièmes.

La durée des traitements hydrothérapiques faits par le 21 malades classés comme *résultats nuls* par insuffisance de traitement, a varié de 3 jours à 4 semaines. En moyenne, elle a été de 1 semaine, 3 jours et 89 centièmes.

Si ce terme de 4 semaines peut sembler un peu long au premier abord, il ne faut pas oublier qu'il s'applique à des maladies d'une gravité ou d'une ancienneté *exceptionnelles*. Les malades de cette catégorie ne se trouvent donc pas portés dans la colonne des insuccès, parce qu'on ne pouvait conclure logiquement des résultats nuls observés chez eux, après un traitement de 1 à 2, 3, 4 semaines, que la méthode poursuivie un temps suffisant aurait été nécessairement inefficace.

Juge-t-on les médications par les ferrugineux, le quinquina, les opiacés, les solanés, les iodures, les moxas, les cautères, etc., appliqués aux affections de la moelle, aux maladies scrofuleuses, à la chlorose, à l'anémie, aux maladies nerveuses, telle que l'épilepsie, l'aliénation mentale, etc., dans un espace de temps qui peut varier de 3 jours à 4 semaines, et saas dépasser le terme moyen maximum de *11 jours?* Évidemment non. Eh bien! l'hydrothérapie, médication empruntant presque toujours à son action lente, chronique, la principale origine de son efficacité, ne peut produire ses effets qu'à la longue; quelquefois même ils ne se déclarent que longtemps après la cessation du traitement.

La proportion de ces 21 malades au nombre total a été de 11,23 0/0.

On peut faire prouver aux chiffres tout ce que l'on veut, disait avec raison M. Trébuchet, devant l'Académie de Médecine, à propos de la dernière discussion sur l'*hygiène des hôpitaux;* mais, pour tout praticien sérieux, ce n'est qu'à l'aide de détails infinis et fastidieux qu'on peut arriver à des données importantes et utiles, autant du moins que notre art le comporte.

La réunion de tous les malades observés depuis l'ouverture de l'Établissement hydrothérapique de Longchamps, 1er juillet

1860, jusqu'au 31 décembre 1862, s'élève au chiffre de 453, dont 156 personnes du sexe féminin, et 297 personnes du sexe masculin.

Sur ces 453 malades, 404 ont été soumis à un traitement hydrothérapique sérieux et régulier, et 49 doivent être rangés dans les résultats nuls par insuffisance de traitement.

Les 404 malades sus-nommés ont donné :

Guérisons	213	52,72 0/0
Fortes améliorations.	97	24,01 0/0
Améliorations	59	14,60 0/0
Insuccès	35	8,67 0/0

Le traitement a varié de 1 à 58 semaines. En moyenne, 6 semaines 94 centièmes, environ 48 jours.

L'âge de ces malades au moment du traitement était de 2 à 74 ans. En moyenne, 36 ans 46 centièmes.

Les 49 malades classés dans les résultats nuls, par insuffisance de traitement, forment les 10,81 0/0 du chiffre total.

Ces malades ont fait un traitement qui a varié de 1 jour à 4 semaines. La moyenne s'est élevée à 1 semaine 83 centièmes, soit environ 12 à 13 jours.

Ces 49 malades se divisent ainsi : 20 personnes du sexe féminin, 29 du sexe masculin. Nous renvoyons aux considérations émises plus haut sur cette classe de malades.

Jetons un coup-d'œil rapide sur les résultats généraux appartenant à chacune des classes renfermées dans cette statistique générale.

A. La classe la plus importante par le nombre des malades inscrits est celle des MALADIES DES SYSTÈMES ARTICULAIRE ET MUSCULAIRE.

Elle renferme à elle seule 90 cas sur 453 malades, soit 19,86 0/0 environ ; 79 sur 90 ont suivi un traitement hydrothérapique régulier.

La suprématie de cette classe s'explique par deux motifs :
le premier, c'est la multiplicité des lésions de ce système,
rebelles aux agents thérapeutiques usuels; le second, les
résultats brillants fournis par l'hydrothérapie en pareil cas.
En effet, les moyennes thérapeutiques fournies par cette
classe, et comparées à la moyenne générale fournie par tous
les malades inscrits, donne les résultats suivants :

	Maladies des systèmes articulaire et musculaire.	Moyenne générale.	Différence.
Guérisons	58,22 0/0	52,72 0/0	+ 5,50 0/0
Fortes améliorations.	20,34 0/0	24,01 0/0	— 3,77 0/0
Améliorations	16,34 0/0	14,60 0/0	+ 1,74 0/0
Insuccès	5,10 0/0	8,67 0/0	— 3,57 0/0

Les affections rhumatismales se trouvent dans cette classe ;
cette variété pathologique y tient la plus large place, tant par
le nombre que par la valeur des résultats thérapeutiques.
Ainsi, sur 90 malades inscrits et 79 classés pour les résultats, on trouve 50 cas de maladies rhumatismales, dont 44
soumis régulièrement au traitement hydrothérapique; soit la
proportion de 55,55 0/0 environ.

Dans un relevé de toutes les observations de rhumatismes
observés à Longchamps, du 1er juillet 1860 au 30 juin 1865,
dans une période de cinq années, il y a eu 149 malades,
dont 141 ayant suivi le traitement hydrothérapique.

Ces 141 malades ont donné 68,794 0/0 de guérisons, chiffre
bien supérieur à la moyenne générale, et 5,715 0/0 d'insuccès.

Le traitement hydrothérapique de ces affections a pour
base la *médication sudorifique*, obtenue à l'aide de la sudation au fauteuil et la lampe à alcool, les fumigations térébenthinées, le grand bain de vapeur, l'emmaillotement, les
douches générales chaudes ou tièdes, et *les médications
révulsive, résolutive,* obtenues à l'aide de fortes douches en
colonne, en jet mobile, en pluie forte et à basse température.

B. La classe la plus nombreuse, après la précédente, est celle des MALADIES DES CENTRES NERVEUX (*encéphale et moelle*).

Elle contient 74 malades, dont 62 ayant suivi régulièrement l'hydrothérapie.

Dans l'ensemble, les résultats thérapeutiques de cette classe sont bien loin de valoir ceux de la classe des maladies des systèmes articulaires et musculaires.

Mais aussi, c'est celle qui contient les affections les plus graves de la pathologie. Et si, malgré les échecs de l'hydrothérapie dans un grand nombre d'entre elles, les malades atteints de la sorte se pressent en foule aux stations hydrothérapiques, c'est que la thérapeutique ordinaire a été bien souvent impuissante chez eux. Ils viennent alors tenter une dernière épreuve.

Les résultats thérapeutiques de cette classe, dans le 2e semestre 1860, sont, par exception, très élevés (¹); aussi faut-il se garder de les prendre pour règle générale.

Les chiffres généraux fournis par les 62 malades observés du 1ᵉʳ juillet 1860 au 31 décembre 1862, sont les suivants :

Maladies des centres nerveux (encéphale et moelle).	Moyenne générale.	Différence en faveur de la moyenne générale.
Guérisons.......... 29,02 0/0	.... 52,72 0/0	.... + 23,70 0/0
Fortes améliorations. 32,26 0/0	...........,. 24,01 0/0	..... — 8,25 0/0
Améliorations......... 11,29 0/0	.... 14,60 0/0	.....+ 3,31 0/0
Insuccès.......... 27,43 0/0	.... 8,67 0/0	..... — 18,76 0/0

Il ne faut pas considérer ce tableau comme défavorable à l'emploi de l'hydrothérapie dans les affections des centres nerveux. Bon nombre des insuccès ou des demi-succès appartenaient à des cas d'une gravité exceptionnelle; dans les

(¹) Premier Compte-rendu clinique de Longchamps, p. 55.

autres, les résultats obtenus, quoique peu brillants, comparés à ceux de la moyenne générale, sont satisfaisants en réalité, - si on les compare aux statistiques générales de ces affections.

Quelques-unes d'entre elles ont même fourni des résultats plus élevés; ainsi, les affections mentales ont donné 34,78 0/0 de guérison, et les maladies congestives de l'encéphale, 41,66. Et puis, il faut bien le dire, le répéter sans cesse, on ne comprend pas toujours que dans ces affections on ne peut arriver à des résultats thérapeutiques vraiment sérieux qu'à l'aide de traitements extrêmement longs. Et cette moyenne s'élève à peine, dans la clinique actuelle, à 9 semaines 58 centièmes, chiffre élevé, si on le compare à celui de la moyenne générale, qui n'est que de 6 semaines 94 centièmes; mais tout à fait insuffisant, si l'on songe que les maladies traitées sont des affections mentales, des congestions, des hémorrhagies, des ramollissements de la moelle, de l'encéphale, des paraplégies, des hémiplégies, etc.

On doit établir deux divisions bien tranchées dans les affections de cette classe pour instituer leur traitement hydrologique.

Le plus grand nombre ont besoin de l'*action tonique*, comme la plupart des maladies à forme chronique. Les procédés à employer sont identiques : Douches courtes, fortes, froides en jet et en pluie, et suivies quelquefois de la piscine.

Mais la médication principale, essentielle de cette classe, c'est l'*action révulsive cutanée générale et locale*, avec cette distinction capitale que, dans *les maladies de l'encéphale*, la révulsion sera obtenue avec des douches froides en jet douées d'une grande force de percussion, et administrées pendant deux à cinq minutes; on y joindra les bains de pieds et de siége à épingles froids de trois à dix minutes

de durée. Dans quelques affections de cet organe, les hémiplégies, par exemple, on joindra aux moyens précédents, au
bout de quelques semaines, les douches écossaises, et, dans
quelques cas très rares, des sudations excitantes, courtes et
fortes, à la *condition expresse* que le médecin en surveillera
lui-même l'application.

Les maladies de la moelle exigent avant tout *l'action
révulsive par augmentation calorifique cutanée,* obtenue à
l'aide des sudations à la lampe (calorique sec), de la caisse
ou de l'étuve (calorique humide). Le bain de vapeur a ici
une supériorité d'action considérable sur le procédé de
sudation de M. Fleury, la lampe à alcool. Ces sudations
doivent être fortes et courtes, et suivies de douches froides
et percussives. Cette action calorifique doit être continuée
pendant deux à quatre semaines sans interruption ; alors, mais
alors seulement, on adjoint avec avantage la douche écossaise, dont l'action révulsive est bien supérieure à celle pro-
duite par la douche froide. Cette douche écossaise se compose
d'un jet mobile alternativement à 12° et à 45°, 48°, 50°,
dirigé le long de la colonne vertébrale et des membres
inférieurs pendant cinq à six minutes. Le changement de
température doit être brusque et avoir lieu toutes les dix à
quinze secondes. L'application tous les deux jours de larges
ventouses sèches, au nombre de quatre à dix, le long de la
colonne vertébrale, est un bon adjuvant aux agents hydrolo-
giques.

C. S'il est une maladie générale qui réclamait impérieu-
sement la création de la méthode hydrothérapique, c'est la
NÉVROPATHIE.

Le nombre assez grand de malades qui se rendent aux
stations hydrothérapiques et les résultats fréquemment heu -
reux qu'ils obtiennent, justifient cette opinion.

Le chiffre des malades de cette classe s'est élevé, du

1er juillet 1860 au 31 décembre 1862, à 62, dont 59 ayant régulièrement suivi leur traitement.

Névropathie.	Moyenne générale.	Différence en faveur de cette classe.
Guérisons.......... 57,63 0/0	.... 52,72 0/0	...... + 4,91 0/0
Fortes améliorations. 20,33 0/0	.... 24,01 0/0	...... — 3,68 0/0
Améliorations....... 22,04 0/0	.... 14,60 0/0	...... + 7,44 0/0
Insuccès........... » » 0/0	.... 8,67 0/0	...... — 8,67 0/0

Le traitement des affections de cette classe est le même que celui des névroses. Dans les deux, on retrouve presque les mêmes éléments pathologiques. La seule distinction un peu tranchée à établir, c'est que l'affection névropathique réclame plus souvent *l'action tonique reconstitutive,* et la névrose proprement dite *l'action sédative, hyposthénisante.* Cette différence s'explique très bien; dans le premier cas, on a souvent affaire à une maladie acquise par des excès, et dont la modalité pathologique a été établie par la prédominance de l'idyosyncrasie nerveuse préexistant sur le sujet; dans le second, la maladie a souvent pour origine première une hérédité nerveuse des mieux accusée, et la névrose naît de toute pièce à la moindre cause occasionnelle.

D. La classe des NÉVRALGIES est la suivante pour le nombre et l'une des premières pour les résultats thérapeutiques.

Il y a eu jusqu'au 31 décembre 1862, 57 malades inscrits, dont 52 ayant suivi régulièrement l'hydrothérapie.

Névralgies.	Moyenne générale.	Différence en faveur de cette classe.
Guérisons.......... 67,31 0/0	.... 52,72 0/0	..... + 14,59 0/0
Fortes améliorations. 23,07 0/0	.... 24,01 0/0	..... — 0,94 0/0
Améliorations....... 3,85 0/0	.... 14,60 0/0	..... — 10,75 0/0
Insuccès........... 5,77 0/0	.... 8,67 0/0	..... — 2,90 0/0

Le traitement des névralgies est des plus simples :

Action tonique reconstitutive, lorsqu'elles proviennent d'un état anémique ou chloro-anémique.

Action sudorifique, si elles sont entachées du vice rhumatismal ou à l'état aigu.

Action révulsive, si elles sont simples et surtout de date ancienne. La révulsion à obtenir est identique à celle qu'on recherche dans le traitement des affections de la moelle. Les compresses mouillées *loco dolenti* renouvelées à longs intervalles, les douches fortes et froides, les douches écossaises, les douches de vapeurs humides aromatiques, térébenthinées; les sudations au fauteuil avec la lampe à alcool, les bains de caisse térébenthinés, les grands bains de vapeur, sont les principaux agents de cette médication extrêmement énergique. La supériorité d'action sur les révulsifs habituels : vésicatoires, sinapismes, cautères, etc..., s'explique par ce fait : c'est qu'au lieu de limiter son action organique à un point circonscrit, elle emprunte toute la surface cutanée. Le massage et l'électricité sont deux excellents adjuvants dans les cas où, comme dans quelques sciatiques très anciennes, il existe un peu d'affaiblissement de la motilité.

E. Les NÉVROSES viennent immédiatement après comme importance numérique, mais elles sont bien inférieures pour les résultats thérapeutiques. Il doit en être ainsi, parce que dans cette classe, à côté d'affections aisément curables ou souvent améliorées par l'hydrothérapie, la chorée infantile, l'hystérie, la névrose cardiaque, les contractures hystériques, etc..., on rencontre des affections telles que l'épilepsie, la chorée chronique générale, le tremblement sénile, etc...

Et puis, il faut bien le répéter encore, ici comme ailleurs il faut des traitements hydrothérapiques longs et réguliers, et peu de malades savent attendre. Et puis, que d'affections névrosiques qui servent de prélude à des maladies des centres nerveux toujours très graves !

Il y a eu jusqu'au 31 décembre, 56 malades inscrits, dont 46 ayant suivi régulièrement leur traitement.

Névroses.	Moyenne générale.	Différence en faveur de cette dernière.
Guérisons.......... 41,34 0/0	.... 52,72 0/0	..... + 11,38 0/0
Fortes améliorations. 34,76 0/0	.... 24,01 0/0	..... — 10,75 0/0
Améliorations....... 15,21 0/0	.... 14,60 0/0	..... — 0,61 0/0
Insuccès.......... 8,69 0/0	.... 8,67 0/0	..... — 0,02 0/0

Le traitement hydrothérapique des névroses est le même que celui des névropathies, avec les différences signalées ci-dessus. On insistera particulièrement sur les douches en pluie fine, froides et prolongées, sur les immersions dans la piscine, et quelquefois sur les affusions sur la tête; le reste du corps étant dans un bain attiédi, 26°.

F. La classe des affections DES VOIES GÉNITO-URINAIRES (*chez l'homme et chez la femme*) vient immédiatement après pour le nombre, et se trouve l'une des premières pour les résultats numériques.

Le nombre des malades inscrits jusqu'au 31 décembre 1862 est de 46, dont 42 ayant régulièrement suivi le traitement.

Maladies des voies génito-urinaires.	Moyenne générale.	Différence en faveur de la classe des maladies des voies génito-urinaires.
Guérisons.......... 59,52 0/0	..... 52,72 0/0	.... + 6,80 0/0
Fortes améliorations. 14,28 0/0	..... 24,01 0/0	.... — 9,73 0/0
Améliorations....... 21,43 0/0	..... 14,60 0/0	.... + 6,83 0/0
Insuccès.......... 4,77 0/0	..... 8,67 0/0	.... — 3,90 0/0

En dehors de l'action tonique reconstitutive, souvent utile dans cette classe, des procédés hydrothérapiques particuliers sont mis en usage. Quoiqu'ils aient été indiqués et exposés tout au long au § VII, chapitre III, de ce travail, leur importance nous fait un devoir de les rappeler ici.

A. *Douche périnéale*, chaude, tiède ou froide, indispensable dans les spermatorrhées; les névralgies du col de la vessie, le tenesme et les érections douloureuses, suite d'urétrite aiguë et profonde; les engorgements de la prostate.

B. *Les douches écossaises et la piscine avec la douche en lame* doivent être employées dans l'aménorrhée et la dyménorrhée.

C. *La douche hypogastrique* dans les congestions utérines.

D. *Les douches rectales et vaginales* dans les engorgements du col.

E. *Les bains de siége à épingles* dans les engorgements utérins.

F. *La douche en jet forte et froide* dirigée exclusivement sur le haut du corps dans les cas de métrorrhagie. Nous avouerons que ce moyen ne nous a pas toujours réussi; nous croyons même qu'il n'a pas toute l'efficacité que M. Fleury a cru lui trouver dans ce cas particulier.

G. La classe des MALADIES DES VOIES DIGESTIVES ET DE LEURS ANNEXES est la dernière qui renferme un nombre de malades suffisants pour les besoins de la statistique. Les résultats thérapeutiques sont loin de s'élever au chiffre normal; ce qui s'explique par le peu de durée du traitement hydrothérapique fait par les malades atteints de ces affections. La moyenne s'élève à peine à 5 semaines 71 centièmes. Croit-on franchement ce temps suffisant pour des maladies telles que les gastralgies, les congestions sanguines chroniques du foie, etc.?...

Il y a eu jusqu'au 31 décembre 1862, 30 malades inscrits, dont 28 ayant suivi régulièrement l'hydrothérapie.

	Maladies des voies digestives et de leurs annexes.	Moyenne générale.	Différence en faveur de cette dernière.
Guérisons	42,85 0/0	52,72 0/0	+ 9,97 0/0
Fortes améliorations.	25,» » 0/0	24,01 0/0	— 0,99 0/0
Améliorations	17,85 0/0	14,60 0/0	— 3,25 0/0
Insuccès	14,30 0/0	8,67 0/0	— 5,63 0/0

Deux appareils hydrothérapiques particuliers sont nécessaires dans plusieurs affections de cette classe.

A. *Douche en cercle* dans les gastralgies, les entéralgies et
les vomissements incoercibles.

B. *Douche à épingles* dirigée sur le creux épigastrique
pour les mêmes affections.

C. *Douches ascendantes froides* dans les colites, les dysen-
teries chroniques et les constipations opiniâtres.

Rappelons encore *l'action éminemment décongestive* d'une
douche en jet puissante et de fort calibre, dirigée pendant
deux à cinq minutes sur l'hypochondre droit ou gauche dans
les congestions sanguines chroniques du foie et de la rate.

Il resterait encore à passer en revue les classes *des maladies
des voies respiratoires, les affections cutanées et syphilitiques,
les fièvres intermittentes et les maladies des voies circulatoire et lymphatique.* Mais la disproportion numérique qui
existe entre ces classes, des précédentes et le chiffre total, ne
permet pas d'établir des comparaisons proportionnelles d'une
valeur sérieuse. Néanmoins, on ne doit pas oublier les beaux
résultats observés dans les fièvres intermittentes, les anémies
et la chlorose. Ces dernières sont peu nombreuses au chapitre spécial qui leur a été consacré, parce que le plus grand
nombre se trouve confondu soit avec les névroses, soit avec
les névropathies dont elles constituaient souvent le principal
élément pathologique.

L'HYGIÈNE et la RÉACTION sont les deux compléments
indispensables de toute thérapeutique hydrothérapique rationnelle.

De la première, nous ne dirons pas ce qui est tout à fait
spécial au sujet actuel. L'emploi de l'eau à l'intérieur et la
prohibition des boissons alcooliques ou excitantes : vins,
liqueurs, café, thé, bière, etc.

Nous ne sommes nullement pour l'application rigoureuse

de ces deux règles. Autànt il nous semble logique de conseiller l'eau à haute dose quand il est indiqué de provoquer une action diurétique énergique chez des sujets forts, vigoureux, atteints dès diathèses goutteuse, urique, rhumatismale, autant il nous˙semble illogique de suivre le même précepte chez les sujets débilités. Tout au plus doit-on se borner alors à l'injestion à jeun, aussitôt après la séance hydrothérapique, d'un demi-verre d'eau bien pure et bien fraîche. Et encore, est-il bien des malades chez lesquels cette prescription est nuisible ou tout au moins inutile.

Les considérations qui précèdent s'appliquent à la prescription des ˙boissons alcooliques ou excitantes, très nuisibles aux uns, très utiles aux autres malades. Cependant, le plus grand nombre peuvent en faire un usage modéré dans le cours d'un traitement hydrothérapique.

La Réaction est le terme final, le but vers lequel doit tendre toute application hydrothérapique intelligente. Sans elle, pas de résultat possible, eût-on à sa disposition les appareils les plus nombreux, les plus perfectionnés. On s'explique aisément ce fait, par l'étude du mécanisme d'action de la thérapeutique hydrologique.

Il y a quatre procédés principaux pour faire la réaction, ou plutôt *pour aider son développement.*

A. Le retour dans un lit froid ou chauffé ;

B. Des frictions générales prolongées et le massage ;

C. La promenade au pas ordinaire, au pas gymnastique, au pas de course, à l'air libre ou dans un appartement maintenu à la température ambiante ou chauffé ;

D. Le gymnase.

Le premier procédé, le LIT CHAUFFÉ, est nécessaire pour les personnes privées de l'usage des membres inférieurs; il suffit alors, parce que les personnes qui ont besoin d'y avoir recours sont soumises à un traitement hydrothérapique qui amène, provoque par lui-même la réaction; ce sont les bains de vapeur, les douches chaudes, les douches écossaises, ou bien des douches froides, très percussives et très courtes. Les malades soumis au traitement exclusif par l'eau froide ne doivent presque jamais employer ce procédé, car il est rare qu'ils arrivent alors à une réaction prompte et complète. Le plus souvent ils sont en proie, pendant tout le temps qu'ils passent au lit, à des alternatives de chaleur et de froid extrêmement désagréables.

LES FRICTIONS GÉNÉRALES énergiques, pratiquées avec la main à nu ou bien recouverte d'un gant de crin, et le MASSAGE, sont applicables et utiles chez tous les malades, particulièrement chez ceux qui sont obligés de prendre le lit ou qui ne peuvent, en raison de leur faiblesse, se livrer à un long exercice gymnastique, ou à une promenade suffisamment prolongée. Seuls, ils suffisent bien rarement au développement complet de la réaction, à moins de les prolonger fort longtemps, une demi-heure, une heure, par exemple, ce qui, dans la pratique, deviendrait souvent impossible.

LA PROMENADE et la GYMNASTIQUE sont les deux meilleurs procédés pour aider au développement de la réaction.

La rapidité de la marche, sa durée, doivent se régler d'après l'état des forces du sujet et sa facilité à réagir à l'impression du froid. Autant il la faut longue chez un sujet mou, lymphatique, autant elle peut être courte chez les personnes douées d'un tempérament nerveux, excitable ou sanguin, et dont la constitution est assez robuste. Ici, plus que jamais, il est utile d'interroger le malade et de lui régler son exercice d'après la manière dont il réagit. En général, cette promenade devra varier dans les limites extrêmes d'un quart d'heure à une heure. Les sujets qui se plaignent de ressentir des frissons au bout d'une heure de promenade, ou qui éprouvent cette sensation quelques heures plus tard, sont toujours portés à supposer que la réaction n'a pas eu lieu. Il n'en est rien ; cette impression doit être attribuée au manque de ressort de l'organisme, au peu d'intensité de la réaction ; mais, à coup sûr, la réaction a lieu ; et ce qui le prouve, c'est qu'il ne survient chez eux aucun symptôme de courbature, de bronchite, de coryza.

En général, le pas accéléré est le meilleur. Les personnes faibles sont souvent obligées de se borner au pas ordinaire ; les sujets mous, lymphatiques, dont les forces sont suffisantes, doivent souvent user du pas gymnastique. Très rarement il est utile de recourir au pas de course.

Dans tous les cas, la durée et la vitesse de la marche ne doivent jamais être poussées au point d'amener la sueur ; car le repos qui suivrait exposerait quelquefois à un arrêt brusque de la transpiration, et, partant, à tous les accidents qui en sont la suite. Il est bien entendu que nous exceptons de ce précepte les malades qui suivent l'hydrothérapie pendant les mois de grandes chaleurs, la sueur étant alors souvent inévitable. Du reste, elle n'expose pas alors, en raison de l'élévation de la température ambiante, aux accidents précités.

Le malade qui vient de se livrer à la réaction, qui sort d'une séance de sudation d'un bain de vapeur, doit éviter de s'exposer à des courants d'air. Les accidents qui peuvent survenir pour n'avoir pas observé cette règle hygiénique, sont souvent attribués par les malades, et quelquefois même par des médecins, au traitement hydrothérapique : c'est une erreur complète qu'on peut éviter à la simple réflexion.

Ces divers accidents n'ont du reste aucune gravité ; ce sont presque toujours de simples courbatures, un coryza, ou une bronchite légère ; mais nous tenons à les éviter, parce que leur venue fait quelquefois perdre au malade la confiance qu'il peut avoir dans le traitement hydrothérapique qu'il suit ;

ou bien ils peuvent devenir, aux yeux d'un esprit prévenu ou irréfléchi, un déplorable argument contre cette méthode thérapeutique.

La GYMNASTIQUE est le premier des procédés pour aider au développement de la réaction. Si elle ne peut, comme la marche, faire toujours entrer en action les membres inférieurs, elle offre le grand avantage de localiser ou de généraliser l'action musculaire, selon les besoins. Elle peut, chose inappréciable, aider au développement, à l'expansion de la cage thoracique, quand on a soin d'exercer les muscles des épaules, particulièrement les dorsaux, les pectoraux, les trapèzes, les scalènes et les grands dentelés.

On peut actionner particulièrement les muscles de la main et de l'avant-bras dans l'atrophie musculaire progressive, commençante, et dans la paralysie saturnine des extenseurs de la main.

Il existe, au gymnase médical de Longchamps, un appareil particulier, à l'aide duquel le malade peut exercer simultanément ou tour à tour les muscles présidant à l'extension et à la flexion du poignet et des doigts, à la supination et à la pronation, aux mouvements de rotation et de latéralité que fait le charpentier quand il manœuvre une tarrière, et au mouvement de rotation de tout le membre supérieur autour du tronc.

Cet appareil, construit pour un malade atteint d'atrophie musculaire du membre supérieur, a rendu des services, particulièrement dans les paralysies saturnines des avant-bras.

En général, quand il n'y a pas d'indication spéciale à remplir, deux systèmes de gymnastiques se présentent pour exercer le corps : ce sont les systèmes *Amoros* et *Pichery*. Dans le premier, les efforts musculaires sont plus énergiques ; il faut être doué d'une certaine agilité, d'une certaine souplesse pour en user agréablement. Ces appareils conviennent particulièrement aux enfants des deux sexes, à la jeune fille et aux adultes. Les femmes doivent y avoir recours avec prudence; souvent elles ne doivent jamais en user. — Les hommes, au contraire, même dans un âge assez avancé, en retireront d'excellents effets. C'est un des meilleurs moyens, joint à l'hydrothérapie, pour faire disparaître l'obésité.

Les appareils Pichery conviennent spécialement aux êtres faibles, chétifs, et aux femmes. L'existence d'une affection utérine est une contre-indication majeure, sinon absolue, pour toute gymnastique musculaire.

La gymnastique doit être pratiquée pendant un temps assez court, de quinze à trente minutes au maximum. On ne doit jamais arriver à la lassitude musculaire, et on doit se garder de tout effort musculaire violent, exagéré. Les *tours de force* ne sont jamais utiles, et souvent ils sont nuisibles.

La gymnastique développe les muscles; elle accroît le travail de nutrition du système musculaire aux dépens des tissus adipeux, cellulaires, dont il est enveloppé dans un grand nombre de points de l'organisme. De cette impulsion donnée au travail de nutrition, il résulte une augmentation dans le travail de recomposition et de décomposition des éléments organiques, une production plus grande de la calorification, et, comme résultat final, un surcroît d'activité dans toutes les fonctions de l'économie.

Ces effets sont longs et lents à se produire; ils n'apparaissent qu'après des exercices gymnastiques poursuivis journellement pendant plusieurs mois; mais, par contre, ils sont très persistants, du moins dans une certaine mesure. Il existe d'autres méthodes de gymnastique, par exemple celle basée sur le mouvement musculaire simple, provoqué et répété un certain nombre de fois. La gymnastique suédoise les a beaucoup préconisés. Mais, à nos yeux, les systèmes *Amoros* et *Pichery,* complets, et bien appliqués, sous la direction du médecin, par un gymnasiarque expérimenté, sont encore les meilleurs. Aidés du massage et de l'hydrothérapie, ils arrivent à des effets d'entraînements remarquables et qui frappent l'observateur. Ils modifient profondément les tempéraments et les constitutions.

De même que le danseur offre un développement considérable des muscles des membres inférieurs, le portefaix des épaules et un torse très charnus, le boulanger des pectoraux et des deltoïdes remarquables, le forgeron, l'ajusteur-mécanicien des bras et des avant-bras très bien musclés, de même l'enfant élevé au gymnase arrive à développer successivement et également toutes ces régions musculaires, sans offrir les anomalies musculaires que présentent le charron, le danseur, le portefaix, le boulanger, etc.

Malheureusement, on n'a pas encore compris à notre époque, en France surtout, qu'il serait aussi glorieux et plus profitable de s'occuper un peu moins de l'amélioration des races chevalines et un peu plus de la race humaine. S'il est vrai que les premiers doivent leur raison d'être à leur force physique, et les seconds à leur intelligence, il ne faut pas oublier le précepte : « *Mens sana in corpore sano.* »

« Cette pratique, disions-nous dans un récent travail présenté à la Société médico-chirurgicale de Bordeaux, si peu en honneur en France, si délaissée même par un grand nombre de médecins, forme en Allemagne la base de l'éducation physique des deux sexes. L'enfant, dans ce pays, commence par le gymnase; en France, par le boudoir dans la famille riche; par la vie errante et désœuvrée chez le pauvre » (¹).

Nous renvoyons aux précédents comptes-rendus les ques-

(¹) *Mémoires et Bulletins de la Société médico-chirurgicale des Hôpitaux et Hospices de Bordeaux*, t. I, 1866. p. 255. Paris, Victor Masson, libraire-éditeur.

tions des SAISONS propices à l'hydrothérapie. Rappelons ici simplement que les meilleures sont celles où la température est un peu basse, l'automne, l'hiver et le printemps ; la plus désavantageuse est l'été pendant les fortes chaleurs. Ce précepte est de rigoureuse application pour toutes les maladies dans lesquelles l'hydrothérapie convient, excepté pour les affections rhumatismales. Ces dernières semblent mieux se trouver d'un traitement suivi pendant l'automne, le printemps et l'été que pendant l'hiver. Malheureusement, le malade ni le médecin ne peuvent toujours choisir.

La température moyenne de l'eau employée en hydrothérapie doit être en général de 11 à 13 ou 14° C. — Les eaux très froides sont peu maniables, exposent à des accidents, et du reste ne se trouvent que dans des régions très montagneuses, voisines des glaciers, c'est à dire dans des lieux où les conditions climatériques rendent impossible l'application du traitement hydrothérapique pendant une grande partie de l'année (¹). Les eaux dépassant 14 à 15° ne conviennent pas ; elles sont peu aptes à provoquer une réaction suffisante. — Mais si l'eau froide est préférable à l'exclusion de toute autre, dans le plus grand nombre des traitements hydrothérapiques, il en est cependant où il est absolument nécessaire d'avoir de

(¹) Comment, en dehors des pays de montagnes, les eaux de source pourraient-elles être à 8, à 9, à 10°, comme l'annoncent bruyamment certains établissements que je m'abtiens de nommer, lorsque le milieu ambiant qui les renferme a une température minimum invariable de 11°82 ? Le thermomètre placé dans les caves de l'Observatoire de Paris à 27ᵐ60ᶜ au-dessous du sol, donne cette température depuis quatre-vingts ans ; elle n'a pas varié d'un quart de degré depuis cette époque. Les géologues donnent le nom de *couche invariable* à la première couche de terrain qui donne cette température constante, toujours la même en tout lieu. Si l'on descend plus bas, la température s'élève ; par conséquent, de même les eaux qui en proviennent. Si l'on se rapproche de la surface de la terre, les eaux participent à toutes les variations atmosphériques de notre globe.

l'eau chaude, soit pour accoutumer graduellement à l'eau froide le sujet qui débute, soit dans certains rhumatismes ou des névralgies aiguës, soit encore pour l'administration de la *douche écossaise,* toute puissante et bien supérieure à toutes les douches froides dans la médication révulsive de l'hydrothérapie. Cette douche, on ne l'a pas oublié, s'applique particulièrement dans les affections de la moelle, les névralgies, le rhumatisme, la dysménorrhée, etc. Aussi M. Fleury, dont nous sommes des premiers à reconnaître la haute autorité en hydrothérapie, a-t-il commis une grave erreur théorique et pratique, quand il a proscrit l'emploi de l'eau chaude dans cette méthode de traitement ([1]).

CONCLUSIONS.

De tous les faits, de tous les chiffres contenus dans ce travail et dans les précédents, on peut déduire les trois conclusions suivantes :

1° L'hydrothérapie est indiquée, soit à titre de médication principale, soit comme adjuvante à toute autre thérapeutique dans un grand nombre d'affections chroniques, et dans quelques maladies aiguës.

2° Les indications et les résultats thérapeutiques fournis par cette méthode doivent être classés de la manière suivante, eu égard aux statistiques qui précèdent : *fièvres intermittentes, chlorose, chloro-anémie, lymphatisme, maladies rhumatismales, névralgies, maladies des voies génito-urinaires chez l'homme et chez la femme, névropathies, maladies cutanées syphilitiques, affections des voies digestives et de*

([1]) Voir à ce sujet, pour de plus amples détails, dans les *Mémoires et Bulletins de la Société médico-chirurgicale des Hôpitaux et Hospices civils de Bordeaux,* t. I, p. 227. (*Notes pour servir à l'histoire de l'hydrothérapie moderne,* par P. Delmas.)

leurs annexes, névroses, affections des voies respiratoires, maladies des centres nerveux (encéphale et moelle).

3° L'hydrothérapie est une méthode dont les moyens d'action sont très complexes, et dont la mise en pratique exige une intervention médicale directe et journalière; de là la rareté d'installations dignes de ce nom, et de directions médicales sérieuses. Le plus souvent, tout se résume dans une opération industrielle, décorée d'un nom pompeux, ou dans des pratiques incomplètes, tronquées, empruntant fallacieusement le nom de MÉTHODE HYDROTHÉRAPIQUE, et lui renvoyant tous les méfaits commis sous son couvert.

4° L'emploi médical de l'eau ne doit pas toutefois être exclusivement réservé aux établissements hydrothérapiques, comme semblerait l'établir notre troisième conclusion, qui n'a qu'un but : flétrir l'industrialisme, qui a souvent compromis la vitalité de la médication hydrologique.

Le médecin éloigné de tout établissement, le modeste praticien de campagne, dans son rude et ingrat labeur de tous les jours, livré à ses propres ressources, peut, dans certains cas, utiliser les vertus curatives de l'eau.

Fleury a essayé de jeter les fondements de cette hydrothérapie domestique; mais il l'a rendue impraticable dans bien des cas, en voulant la baser sur l'emploi d'appareils portatifs, souvent compliqués et sujets à des dérangements, et surtout trop coûteux.

Nous nous proposons de reprendre ce sujet à l'intention spéciale de nos confrères de la campagne, dont nous ne saurions trop admirer le courage et l'abnégation dont ils font preuve tous les jours.

Ce sera la base du cinquième compte-rendu de la clinique hydrothérapique de Longchamps.

« Avons-nous mis, dans ce nouveau travail, tout ce qu'on espérait y trouver? Nous l'ignorons. Cela est d'autant moins vraisemblable que tout le monde n'y cherchera pas les mêmes choses. En commençant à le parcourir, la plupart des lecteurs auront des opinions, des préjugés, des antipathies. Comment espérer de réformer tout d'abord ce qui ne s'use qu'avec le temps? Mais ce qui ne sera pas l'effet immédiat de la lecture, sera le résultat des réflexions qu'il aura provoquées. Nous ne demandons qu'un peu d'attention; les plus rebelles finiront par nous l'accorder, fût-ce même sans le savoir » (¹).

(¹) Ce passage n'est pas de nous, il est emprunté à un ouvrage de J. Fétis; mais il résumait si bien notre pensée, que nous n'avons pas essayé de l'exprimer nous-mêmes.

TABLEAU DES MALADIES

indiquant leur série, leur nature, leur nombre, leur résultat et le temps consacré à leur traitement.

ANNÉE 1862.

187 observations.

NATURE DES MALADIES.	Nombre de malades.	Femmes.	Hommes.	RÉSULTATS thérapeutiques.				Malades n'ayant pas continué les douches.
				Guérisons.	Fortes améliorat.	Améliorations.	Insuccés.	
1re SÉRIE. — Élément nerveux. **102 MALADES.**								
1re CLASSE. — *Affections des centres nerveux (encéphale et moëlle).* — 34 OBSERVATIONS.								
Affections mentales, lypémanie, monomanie, hypochondrie, etc	13	6	7	4	5	1	2	1
Congestions cérébrales subaiguës, chroniques, ramollissement au début	6	»	6	»	1	2	1	2
Paralysie générale dont le début remontait à plus de 15 mois	1	»	1	»	»	»	»	1
Hémiplégies, suite de congestions ou de tumeurs cérébrales	3	»	3	1	1	»	1	»
Myélites aiguës, chroniques, ramollissement de l'organe	7	2	5	»	1	1	3	2
Paraplégie rhumatismale chronique	1	»	1	»	1	»	»	»
Paralysie hystérique datant de trois ans	1	1	»	»	1	»	»	»
Ataxie locomotrice	2	»	2	»	2	»	»	»
— 2 + 74 ans, en moyenne 38 ans 58 centièmes. — 1 + 52 semaines, en moyenne pour les 28 malades ayant suivi le traitement, 9 semaines 3 centièmes.	34	9	25	5	12	4	7	6
2e CLASSE. — *Des névroses.* — 17 OBSERVATIONS.								
Hystérie et névroses de nature hystérique	8	8	»	2	3	1	»	2
Épilepsie et névroses épileptiformes	4	1	3	1	1	1	»	1
Chorée partielle	1	1	»	1	»	»	»	»
Paralysis agitans au bras gauche. Hérédité très grave	1	1	»	»	1	»	»	»
Tic non douloureux siégeant aux muscles extérieurs du cou. Hérédité	1	»	1	»	1	»	»	»
Névrose cardiaque	1	»	1	1	»	»	»	»
Céphalée opiniâtre datant de 15 ans	1	1	»	1	»	»	»	»
— 7 + 54 ans, en moyenne 33 ans 5 centièmes. — 3 + 40 semaines, en moyenne pour les 14 malades ayant suivi le traitement, 11 semaines 7 centièmes.	17	12	5	6	6	2	»	3

NATURE DES MALADIES.	Nombre de malades.	Femmes.	Hommes.	RÉSULTATS thérapeutiques.				Malades n'ayant pas continué les douches.
				Guérisons.	Fortes améliorat.	Améliorations.	Insuccès.	
3ᵉ Classe. — *Des névralgies.* — 24 observations.								
Névralgies sciatiques, aiguës ou chroniques, dont : 1 double, 6 à droite, 4 à gauche......	11	3	8	5	4	1	»	1
Névralgies trifaciale, aiguës ou chroniques, dont : 6 doubles, 2 à droite, 2 à gauche.....	10	5	5	8	2	»	»	»
Névralgies du nerf cubital.................	2	»	2	»	»	»	1	1
— intercostale mal caractérisée, hypochondrie?....................	1	»	1	»	»	»	1	»
— 24 + 72 ans, en moyenne 39 ans 16 centièmes. — 1 + 20 semaines, en moyenne pour les 22 malades ayant suivi le traitement, 5 semaines 4 centièmes.	24	8	16	13	6	1	2	2
4ᵉ Classe. — *Des névropathies.* — 27 observations.								
Névropathie à forme névralgique.............	12	6	6	5	3	4	»	»
— caractérisée principalement par une surexcitation nerveuse générale.	7	3	4	4	1	2	»	»
— à formes hypochondriaque et gastralgique.....................	5	2	3	1	1	2	»	1
— à forme hystérique..............	3	2	1	2	1	»	»	»
— 20 + 52 ans, en moyenne 36 ans 81 centièmes. — 2 + 22 semaines, en moyenne pour les 26 malades ayant suivi le traitement, 6 semaines.	27	13	14	12	6	8	»	1
2ᵉ SÉRIE. — Des maladies viscérales. **23 malades.**								
5ᵉ Classe. — *Des affections des voies respiratoires.* — 3 observations.								
Phthisie...............................	1	»	1	»	»	»	1	»
Pharyngite et laryngite chroniques............	1	»	1	»	1	»	»	»
Hémoptysie essentielle	1	1	»	1	»	»	»	»
— 26 + 36 ans, en moyenne 29 ans 66 centièmes. — 2 + 8 semaines, en moyenne 5 semaines.	3	1	2	1	1	»	1	»
6ᵒ Classe. — *Des affections des voies digestives et de leurs annexes.* — 9 observations.								
Gastro-entéralgies..........................	6	2	4	3	2	»	»	1
Atonie des voies digestives, colite chronique ancienne	1	»	1	»	»	1	»	»
Dyspepsie flatulente avec hypochondrie	1	»	1	»	1	»	»	»
Congestion sanguine chronique du foie........	1	»	1	»	»	1	»	»
— 28 + 50 ans, en moyenne 40 ans 44 centièmes. — 1 + 8 semaines, en moyenne pour les 8 malades ayant suivi le traitement, 5 semaines.	9	2	7	3	3	2	»	1

NATURE DES MALADIES.	Nombre de malades.	Femmes.	Hommes.	Guérisons.	Fortes amélioral.	Améliorations.	Insuccès.	Malades n'ayant pas continué les douches.
7ᵉ CLASSE. — *Des affections dss voies génito-urinaires chez l'homme et chez la femme.* — 11 OBSERVATIONS.								
Antéversion utérine avec engorgement........	1	1	»	»	»	1	»	»
Ulcération variqueuse du col, stérilité, première grossesse après quatre ans de mariage.......	1	1	»	1	»	»	»	»
Faiblesse génitale suite d'excès, de blennorrhagie, d'onanisme, etc.................	3	»	3	1	1	1	»	»
Spermatorrhée.............................	3	»	3	3	»	»	»	»
Prostatite subaiguë suite de blennorrhagie.....	1	»	1	1	»	»	»	»
Diathèse urique, douleurs rénales	1	»	1	»	»	»	1	»
Néphrite albumineuse à la dernière période....	1	1	»	»	»	»	»	1
— 12 + 40 ans, en moyenne 27 ans 81 centièmes. — 3 jours + 9 semaines, en moyenne pour les 10 malades ayant suivi le traitement, 4 semaines 60 centièmes.	11	3	8	6	1	2	1	1
3ᵉ SÉRIE.								
8ᵉ CLASSE. — *Des affections des systèmes articulaire et musculaire.* — 41 OBSERVATIONS.								
Rhumatisme articulaire ou musculaire, aigu, subaigu, chronique, partiel ou multiple, etc.	23	7	16	13	5	1	1	3
Rhumatisme noueux.......................	1	1	»	»	1	»	»	»
Goutte chronique datant de trois ans..........	1	»	1	»	»	1	»	»
Coxalgie, tumeurs blanches diverses..........	4	1	3	1	1	1	»	1
Arthrite simple.	1	»	1	1	»	»	»	»
Entorse de l'épaule gauche suite d'effort	1	»	1	1	»	»	»	»
Ankyloses fibreuses, roideurs articulaires, etc..	5	1	4	1	3	»	»	1
Contusions musculaires profondes.............	2	»	2	2	»	»	»	»
Contracture spasmodique des muscles du mollet au moindre effort musculaire	1	»	1	1	»	»	»	»
Œdème dur de la jambe et du pied droits, suite d'érysipèles successifs........,...........	1	»	1	1	»	»	»	»
Osteosarcome du fémur gauche, pris pour un rhumatisme des gaînes des muscles de la région.	1	»	1	»	»	»	1	»
— 11 + 70 ans, en moyenne 41 ans 7 centièmes. — 1 + 20 semaines, en moyenne pour les 36 malades ayant suivi le traitement, 5 semaines 27 centièmes.	41	10	31	21	10	3	2	5
4ᵉ SÉRIE.								
9ᵉ CLASSE. — *Des fièvres intermittentes.* — 2 OBSERVATIONS.								
Fièvre intermittente double tierce, à forme délirante très grave, datant de 4 mois, et ayant résisté au sulfate, au valérianate de quinine à haute dose, à l'apiol, à l'arsenic	1	1	»	1	»	»	»	»
Fièvre intermittente tierce datant de 3 mois...	1	1	»	»	1	»	»	»
— 15 + 39 ans, en moyenne 27 ans, — 4 + 22 semaines, en moyenne 13 semaines.	2	2	»	1	1	»	»	»

NATURE DES MALADIES.	Nombre de malades.	Femmes.	Hommes.	RÉSULTATS thérapeutiques.				Malades n'ayant pas continué les douches.
				Guérisons.	Fortes améliorat.	Améliorations.	Insuccès.	
5e SÉRIE.								
10e CLASSE. — *Des affections cutanées simples et syphilitiques.* — 7 OBSERVATIONS.								
Acnée sebacca ancien	1	1	»	»	1	»	»	»
Lupus	1	»	1	»	»	»	»	1
Eczéma rubrum datant de 15 ans	1	»	1	»	»	»	»	1
Prurigo suite d'ictère	1	»	1	1	»	»	»	»
Urticaire ancien	1	1	»	»	»	1	»	»
Accidents syphilitiques graves	2	»	2	2	»	»	»	»
— 26 + 58 ans, en moyenne 35 ans 71 centièmes.								
— 1 + 40 semaines, en moyenne pour les 5 malades ayant suivi le traitement, 12 semaines 20 centièmes.	7	2	5	3	1	1	»	2
6e SÉRIE.								
11e CLASSE. — *Des affections des systèmes circulatoire et lymphatique.* — 10 OBSERVATIONS.								
Chloro-anémie essentielle	3	3	»	2	»	1	»	»
Chloro-anémie symptomatique (utérus, rate, foie, gastralgie, etc)	3	2	1	3	»	»	»	»
Anémie simple, lymphatisme	4	»	4	3	1	»	»	»
— 10 + 39 ans, en moyenne 24 ans 50 centièmes.								
— 2 + 20 semaines, en moyenne 6 semaines 50 centièmes.	10	5	5	8	1	1	»	»
7e SÉRIE.								
12e CLASSE. — *Des accidents consécutifs à l'absorption de substances toxiques.* — 2 OBSERVATIONS.								
Absinthisme chronique, hallucinations, satyriasis; cas grave	1	»	1	1	»	»	»	»
Contraction tétanique des muscles fléchisseurs des doigts, suite d'ingestion de fortes doses de noix vomique?	1	»	1	1	»	»	»	»
— 23 + 29 ans, en moyenne 26 ans.								
— 6 + 14 semaines, en moyenne 10 semaines.	2	»	2	2	»	»	»	»

CLINIQUE DE L'ÉTABLISSEMENT HYDROTHÉRAPIQUE DE LONGCHAMPS, A BORDEAUX.

Désignation des CLASSES DE MALADIES.	Tableau synoptique des maladies observées pendant l'année 1862 (¹).									Résumé général de tous les faits observés du 1er juillet 1860 au 31 décembre 1862.								Tableau général renfermant les résultats thérapeutiques proportionnels pour malades, du 1er juillet 1860 au 31 décembre 1862, et ayant suivi régulièrement le traitement hydrothérapie					
	Nombre de malades.	Femmes.	Hommes.	Guérisons.	Fortes améliorations.	Améliorations.	Insuccès.	Durée du traitement comptée par semaine.	Insuccès par insuffisance de traitem'.	Nombre de malades.	Femmes.	Hommes.	Guérisons.	Fortes améliorations.	Améliorations.	Insuccès.	Insuccès par insuffisance de traitem'.	Nombre de malades.	Age moyen.	Durée moyenne des traitements comptée par semaine.	Guérisons.	Fortes améliorations.	Améliorations.
Affections des centres nerveux (encéphale et moëlle)	34	9	25	5	12	4	7	9,03	6	74	17	57	18	20	7	17	12	62	36,56	9,58	29,02 °/₀	32,26 °/₀	11,29 °/₀
Névroses	17	12	5	6	6	2	»	11,07	3	56	33	23	19	16	7	4	10	46	36,52	9,10	41,34 °/₀	34,76 °/₀	15,21 °/₀
Névralgies	24	8	16	13	6	1	2	5,04	2	57	17	40	35	12	2	3	5	52	39,80	5,86	67,31 °/₀	23,07 °/₀	8,85 °/₀
Névropathies	27	13	14	12	6	8	»	6, »	1	62	29	33	34	12	13	»	3	59	35,23	6,81	57,63 °/₀	20,33 °/₀	22,04 °/₀
Affections des voies respiratoires	8	1	2	1	1	»	1	5, »	»	8	3	5	3	3	1	1	»	8	36,12	7,37	37,50 °/₀	37,50 °/₀	12,50 °/₀
Affections des voies digestives et de leurs annexes	9	2	7	3	3	2	»	5, »	1	30	4	26	12	7	5	4	2	28	37,50	5,71	42,85 °/₀	25, »	17,85 °/₀
Affections des voies génito-urinaires chez l'homme et chez la femme	11	3	8	6	1	2	1	4,60	1	46	16	30	25	6	9	2	4	42	32,45	5,80	59,52 °/₀	14,28 °/₀	21,43 °/₀
Affections des systèmes articulaire et musculaire	41	10	31	21	10	3	2	5,27	5	90	23	67	46	16	13	4	11	79	33,86	5,08	58,22 °/₀	20,34 °/₀	16,84 °/₀
Des fièvres intermittentes rebelles et anciennes	2	2	»	1	1	»	»	13, »	»	6	4	2	5	1	»	»	»	6	39,33	7,16	83,45 °/₀	16,55 °/₀	», » °/₀
Maladies de la peau simples et syphilitiques	7	2	5	3	1	1	»	12,20	2	11	4	7	5	3	1	2	»	9	30,77	9,44	55,55 °/₀	33,33 °/₀	11,12 °/₀
Affections des systèmes circulatoire et lymphatique	10	5	5	8	1	1	»	6,50	»	11	6	5	9	1	1	»	»	11	24, »	6,83	81,81 °/₀	9,09 °/₀	9,10 °/₀
Desaccid. consécutifs à l'absorption de substances toxiques	2	»	2	2	»	»	»	10, »	»	2	»	2	2	»	»	»	»	2	26, »	10, »	100, » °/₀	», » °/₀	», » °/₀
Total et moyennes générales.	187	67	120	81	48	24	13	6,79	21	453	156	297	213	97	59	35	49	404	36,46	6,94	52,72 °/₀	24,01 °/₀	14,60 °/₀

(¹) L'*âge* des malades a oscillé entre 2 et 74 ans. — La moyenne a été, pour tous les malades inscrits, de 36 ans 63 centièmes. — La durée des traitements, pour les malades classés dans les résultats thérapeutiques, a varié de 3 jours à 52 semaines, et en moyenne 6 semaines 79 centièmes.

(²) Ce travail statistique nous a coûté beaucoup de temps et de soins; cependant nous ne donnons pas ces chiffres comme l'expression exacte de la vérité. Bien osé sera prétendrait réduire la médecine à des formules mathématiques; ce ne sont et ils ne peuvent représenter que de simples approximations, que des points de départ sujets à tions nombreuses — Mais il nous semble qu'une opinion basée sur eux est toujours mieux assise que lorsqu'elle résulte d'une simple vue de l'esprit; la pente est si aisée, santé à qui ne s'est pas donné la peine de compter! Il est si facile de voir avec des yeux prévenus! — Le chiffre au moins a ceci de précieux : c'est qu'il vous oblige à la un travail de longue haleine; il ne peut jamais être le résultat d'une impulsion instinctive. — Voilà sa sauvegarde.

TABLE

—

www.ingramcontent.com/pod-product-compliance
Lightning Source LLC
Chambersburg PA
CBHW071906200326
41519CB00016B/4519